Karin Wallnöfer

Das Qi stärken

TCM-Ernährung in Theorie und Praxis

AF190317

Karin Wallnöfer

Das Qi stärken

TCM-Ernährung in Theorie und Praxis

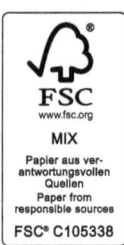

Wichtiger Hinweis:
Die hier dargestellten Inhalte dienen ausschließlich der neutralen Information und allgemeinen Weiterbildung. Der Text ersetzt keinesfalls die fachliche Beratung durch einen Arzt und er darf nicht als Grundlage zur eigenständigen Diagnose und Beginn, Änderung oder Beendigung einer Behandlung von Krankheiten verwendet werden. Konsultieren Sie bei gesundheitlichen Fragen oder Beschwerden immer den Arzt Ihres Vertrauens.

Bibliografische Information der Deutschen Nationalbibliothek: Die Deutsche Nationalbibliothek verzeichnet diese Publikation in der Deutschen Nationalbibliografie; detaillierte bibliografische Daten sind im Internet über http://.dnb.dnb.de abrufbar.

2. überarbeitete Auflage
©2019 Karin Wallnöfer
Herstellung und Verlag:
BoD – Books on Demand, Norderstedt

ISBN: 9783744809900

Inhalt

Süßes 241

Vorwort

Der Anlass für dieses Buch findet sich in meiner Arbeit als Ernährungsberaterin. Während ich versuche, meine Kunden bei einer Optimierung ihrer Ernährung zu unterstützen, habe ich oft das Gefühl, dass es dafür mehr Wissen, mehr Kompetenz, mehr Information bräuchte, als im Rahmen eines oder mehrerer Beratungsgespräche übermittelt werden können. Die Ernährung ist eine durch und durch alltägliche Angelegenheit. Sie hängt von vielen kleinen und großen Entscheidungen ab, die jeder von uns trifft, sehr oft auch ohne sich der langfristigen Auswirkungen wirklich bewusst zu sein. Natürlich gibt es Berater und Coaches, aber letztendlich sind wir mit der Ernährung Tag für Tag alleine. Wir stehen vor dem Supermarktregal, an der Theke oder in der Küche, sitzen im Restaurant oder am Frühstückstisch und es ist weit und breit kein Fachmann da, den wir zu Rate ziehen könnten. Eine Umstellung der Ernährung ist ein sehr schwieriges und langwieriges Vorhaben und ich denke, viele bräuchten unterwegs eine verlässliche und ausführliche Begleitung, wie sie nur ein Buch geben kann. So habe ich beschlossen, selbst ein solches Buch zu schreiben, um es meinen Kunden und allen, die ihre Ernährung nach der TCM optimieren möchten, zur Hand geben zu können.

Dieses Buch beinhaltet eine theoretische Einführung in das Thema, eine Liste aller geeigneten und ungeeigneten Nahrungsmittel und der wichtigsten chinesischen Küchenheilkräuter, sowie einen Rezeptteil mit alten und neuen Rezepten aus mehreren Ländern und auch aus der Chinesischen Heilküche.

Der theoretische Teil behandelt den Qi-Mangel, die damit verbundenen Störungsmuster und unterschiedliche Ansätze um ihnen durch Ernährung und Lebensführung zu begegnen. Grundbegriffe werden nicht eigens erklärt. Für Neulinge in Sachen Chinesische Medizin kann ich auf mein Buch „Chinesische Medizin verstehen" verweisen oder auf eine der unzähligen anderen Einführung in die TCM, die es mittlerweile gibt. Im Übrigen dürften die Überlegungen wenigstens zu einem Teil auch ohne viele Kenntnisse in Sachen TCM verständlich sein.

Ich hoffe, die Ratschläge und Rezepte in diesem kleinen Band können eine Inspiration für Dich sein und Dich ein Stück weit auf deinem Weg begleiten!

Brixen, Februar 2019

Teil 1

Theorie

Qi brauchen wir immer

Die Ratschläge und Rezepte in diesem Buch kann man natürlich immer dann einsetzen, wenn ein eindeutiger Qi-Mangel vorliegt. Die besten Methode, um einen solchen zu bestätigen, ist sicherlich eine Befundung nach der TCM, basierend auf einer Befragung und der Befundung von Zunge und Puls. Was aber kannst Du tun, wenn Du nicht sicher bist, ob tatsächlich ein Qi-Mangel vorliegt?

Zunächst einmal solltest Du dann das folgende Kapitel aufmerksam durchlesen, denn es beschreibt, wie die unterschiedlichen Qi-Mangel-Muster sich bemerkbar machen und kann Dir eine grobe Befundung ermöglichen. Aber unabhängig von den Mustern eines Qi-Mangels ist das Stärken des Qi praktisch immer von Vorteil. Die wenigen Ausnahmen werden im Folgenden beschrieben. Es handelt sich um die einzigen Situationen, in denen man mit dem Stärken des Qi vorsichtig sein sollte, da hier eine stark Qi tonisierende Ernährung zu einer Verschlimmerung führen *kann*. Über diese drei Situationen hinaus aber ist es praktisch immer und auch ohne eine entsprechende exakte Befundung nach der TCM angesagt, das Qi zu stärken, denn ein starkes Qi brauchen wir alle und jederzeit. Qi und Blut sind die beiden grundlegenden nachgeburtlichen Substanzen. Sie werden Tag für Tag verbraucht und müssen immer wieder aufgefüllt werden. Verbrauchtes Qi zu ersetzen ist wohl meist der dringlichste Grund dafür, dass wir essen.

Eine ausreichende Versorgung mit Qi bedeutet, dass alle aktiven Prozesse im Körper optimal ablaufen können: die Atmung, der Kreislauf, die Verdauung, das Immunsystem, das Denken, jede Art von körperlicher Aktivität. Qi können wir deshalb nie zu viel bekommen. Es gibt in der TCM kein Störungsmuster, das von einem Übermaß an Qi herrührt. Im Prinzip kann man also sagen, dass eine Qi tonisierende Ernährung mit den drei im Folgenden beschriebenen Ausnahmen für alle Menschen ratsam ist, ganz ohne Unterscheidungen.

Die folgenden Ratschläge und Rezepte zum Stärken des Qi sind demnach eine Art Grundlage für eine gesunde, ausgeglichene Ernährung. Dies gilt allerdings so nicht für alle Richtungen in der TCM-Ernährung. Eine Yang tonisierende Ernährung etwa kann zu Hitze führen, eine Feuchtigkeit ausleitende kann Blut und Yin erschöpfen, eine Feuer klärende kann das Yang verletzen. Während viele Richtlinien also nur bei einer entsprechenden Indikation und möglichst auf Grund einer Befundung nach der TCM eingesetzt werden sollten, gilt dies nicht für eine Ernährung, die das Qi stärkt. Eine Qi stärkende Ernährung ist eine Art Joker, der praktisch immer gespielt werden kann. Das Qi zu stärken ist ebenso sinnvoll bei Menschen, denen es so gut geht, dass keine Störungsmuster sich klar genug abzeichnen, wie bei Menschen, denen es so schlecht geht, dass nicht mehr klar auszumachen ist, worauf bei der Ernährung vor allem zu achten ist.

Allerdings genügt das Qi alleine nicht. Damit wir gesund bleiben, will auch die Yin-Wurzel genährt werden. Die beste Lösung in allen unklaren Fällen ist deshalb eine Ernährung, die gleichzeitig das Qi stärkt und das Blut nährt. Und auf Grund des Tages- und Nachtrhythmus empfiehlt es sich, das Qi besonders in der ersten Tageshälfte zu stärken und an das Blut dann mehr in der zweiten Tageshälfte zu denken.

Hier mit Vorsicht

Es gibt drei Situationen oder besser gesagt drei Muster, bei denen man mit dem Stärken des Qi trotz allem vorsichtig sein sollte. Es braucht selbstverständlich auch in diesen Situationen ausreichend Qi, man sollte aber darauf achten, dass man das Qi nicht zu stark und nicht zu plötzlich vermehrt, weil sich ansonsten die entsprechenden Symptome verschlimmern können.

- Bei einer starken Leber-Qi-Stagnation: je mehr Qi vorhanden ist, desto stärker spürbar werden die Symptome der Stagnation. Übertreibt man es mit dem Stärken des Qi, so fühlt sich die oder der Betroffene noch nervöser und angespannter als vorher, im schlimmsten Fall so, als würde es sie/ihn von innen her zerreißen.

- Beim Vorhandensein von viel Feuchtigkeit: praktisch alle Qi stärkenden Nahrungsmittel haben einen süßen Geschmack und sehr viele wirken befeuchtend. Dies gilt vor allem für solche mit einem exzessiv süßen Geschmack und dann, wenn sie nicht ausreichend umgewandelt werden. In einem gewissen Maße können alle Qi stärkenden Nahrungsmittel vorhandene Feuchtigkeit vermehren, wenn sie im Übermaß gegessen werden. Im biomedizinischen Sinne denken wir daran, dass der süße Geschmack (ohne den beim Stärken des Qi nichts läuft) praktisch immer mit Kalorien einhergeht und so Übergewicht vermehren kann. Deshalb sollte man bei Feuchtigkeit und Übergewicht mit dem Stärken des Qi etwas vorsichtiger sein und besonders darauf achten, Qi und Yang auch ausreichend zu aktivieren.

- Bei akuten Erkrankungen, die durch das Eindringen eines äußeren Störfaktors bedingt werden: hier denken wir vor allem an eine Erkältung, eine Grippe oder andere akute Infektionskrankheiten, wie zum Beispiel Kinderkrankheiten. Die TCM lehrt, dass eine gezielte Tonisierung des Qi in diesen Situationen manchmal statt des körpereigenen, „geraden" Qi auch den eingedrungenen Störfaktor stärken kann, ihn „nach innen zieht" und so die Erkrankung verschlimmert. Insbesondere alle Qi tonisierenden Heilkräuter sind während einem akuten Infekt zu vermeiden, obschon sie vorher und nachher dank ihrer immunstärkenden Wirkung sehr nützlich sind.

Die Qi-Mangel-Muster

Allgemeiner Qi-Mangel

Das chinesische Wort Qi hat viele Bedeutungen, unter anderem Kraft, Energie. Jede aktive Tätigkeit braucht und verbraucht Qi. Nach anstrengender körperlicher oder geistiger Aktivität, bei der viel Qi verbraucht wurde, fühlt man sich müde, schlapp, unkonzentriert und hungrig. Dieser Zustand entspricht im Prinzip einem allgemeinen Qi-Mangel. Ein solcher allgemeiner Qi-Mangel ist allerdings kein pathologischer Zustand, sondern gehört zum ganz normalen, alltäglichen Auf und Ab der Kräfte. Der Körper verlangt dann nach Nahrung und Ruhe, um die verbrauchten Ressourcen wieder aufzubauen. Ein gesunder Organismus kann einen solchen physiologischen allgemeinen Qi-Mangel durch Nahrungsaufnahme, Rasten und Schlafen in wenigen Stunden bzw. einem oder wenigen Tagen beheben.

Ein allgemeiner Qi-Mangel gilt nur dann als pathologisch, wenn er chronisch wird und *unabhängig* von Anstrengung oder fehlender Nahrungsaufnahme auftritt. Als Ursachen dafür kommen unter anderem eine Unterfunktion derjenigen Funktionskreise in Frage, die für die Produktion von Qi zuständig sind (Milz, Lunge, unterstützend auch die Niere), außerdem eine ungünstige Ernährung oder chronische, zehrende Erkrankungen.

Zeichen und Symptome:
- Blässe von Gesicht und Zunge, da das Blut vom Qi nicht ausreichend transportiert wird

- Müdigkeit, Abgeschlagenheit, auch unabhängig von geistiger oder körperlicher Anstrengung auftretend, aber durch Anstrengung immer spürbar verstärkt; generell im Laufe des Tages zunehmend
- Kurzatmigkeit, weiche Stühle und Blähungen (streng genommen einem Qi-Mangel von Lunge bzw. Milz zuzuschreiben)

Milz-Qi-Mangel

Ein Milz-Qi-Mangel ist ein sehr häufiges Muster. Die Ursachen liegen oft in der ererbten Konstitution oder haben mit einer lange anhaltenden ungünstigen Ernährung zu tun. Ein Mangel an körperlicher Bewegung und übermäßiges Denken oder Grübeln können das Milz-Qi zudem schwächen. Bei Kleinkindern und älteren Menschen ist eine Schwäche des Milz-Qi bis zu einem bestimmten Grad physiologisch.

Zeichen und Symptome:
- Blässe von Gesicht und Zunge, eventuell leicht gelblicher Teint der Haut (v.a. an Händen und Füßen sichtbar)
- Müdigkeit, Abgeschlagenheit
- rasches Ermüden der Muskulatur bei körperlicher Anstrengung, geringe Ausdauer der Muskeln
- große Anstrengung bei geistiger Arbeit, unklarer Kopf, Konzentrationsschwäche, Konzentration nur über kurze Zeiträume
- stetiges Kreisen der Gedanken, Neigung zum Grübeln
- weiche, ungeformte Stühle, eventuell auch nur im Abgang, in schlimmen Fällen chronischer Durchfall, aber meist ohne drängenden Stuhlgang

- Gefühl von Fülle oder Dehnung im Bauch, nicht im Oberbauch, sondern um den Nabel und unterhalb des Nabels, eventuell auch sichtbares Anschwellen des Bauchs
- eventuell Flatulenz, viele Winde, nicht unbedingt sehr übelriechend
- Müdigkeit nach dem Essen, besonders stark oft bei kohlenhydratreichen Speisen; die Verdauung wird als kräfteraubend wahrgenommen und nicht als Quelle von Kraft
- zeitweise starke Lust auf kohlenhydrathaltige oder süße Speisen (zum Beispiel Kekse, Kuchen, Brot, Nudeln; die Lust auf Schokolade hängt dagegen meist mit anderen Störungsmustern zusammen)

Das Milz-Qi sinkt ab

Dieses Muster wird einem Milz-Qi-Mangel untergeordnet. Die Symptome hängen dementsprechend häufig von einem schwachen Milz-Qi ab, allerdings kann das Muster sich manchmal durchaus auch unabhängig von einem Milz-Qi-Mangel zeigen, also auch dann, wenn die Milz in Bezug auf alle anderen Funktionen keine Schwäche zeigt. Die Ursachen für ein übermäßiges Absinken des Milz-Qi können dieselben sein, die wir bereits beim Milz-Qi-Mangel genannt haben. Außerdem spielt oft die Gewohnheit eine Rolle, über längere Zeit zu stehen, vor allem wenn dies in einem entspannten Zustand geschieht, also ohne dabei zu gehen oder anderweitig in Bewegung zu sein. Ein langsames und schrittweises Absinken des Milz-Qi kann im Alter als physiologisch gelten.

Zeichen und Symptome:
- es *können* Zeichen und Symptome eines Milz-Qi-Mangels vorhanden sein

- Vorfall (Prolaps) eines Organs, besonders von Magen, Gebärmutter, Anus oder Vagina
- chronischer Durchfall, weitestgehend unabhängig davon, was gegessen wird
- übermäßiger Vaginalausfluss
- starker und häufiger Harndrang, nicht unbedingt mit viel Urin
- ein Gefühl von Schwere oder ein nach unten ziehendes Gefühl im Unterbauch

Das Milz-Qi kann das Blut nicht halten

Auch dieses Muster wird einem Milz-Qi-Mangel untergeordnet. Wie beim vorhergehenden Muster können die Symptome häufig von einem schwachen Milz-Qi abhängen, aber sich manchmal durchaus auch unabhängig von einem Milz-Qi-Mangel zeigen. Die Ursachen für die Unfähigkeit des Milz-Qi, das Blut zu halten, sie dieselben, die wir bereits beim Milz-Qi-Mangel genannt haben. Außerdem spielen bei diesem Muster die Konstitution und das Alter eine wichtige Rolle.

Zeichen und Symptome:
- es *können* Zeichen und Symptome eines Milz-Qi-Mangels vorhanden sein
- Blutungen unterschiedlicher Art, sowohl in das Gewebe (z.B. Petechien, Blutergüsse) als auch aus den Körperöffnungen (Nasenbluten, Blut in Stuhl oder Urin, blutende Hämorrhoiden)
- verlängerte oder übermäßige Regelblutungen, *spotting* (spärliche Blutungen zwischen zwei Regelblutungen)
- generell sind die Blutungen eher schwach und das Blut kann relativ hell sein

Magen-Qi-Mangel

Ein Magen-Qi-Mangel kann eine Folge eines allgemeinen Qi-Mangels sein und lässt sich häufig bei insgesamt schwachen oder älteren Menschen beobachten. Oft ist er auch eine Spätfolge von Essstörungen oder übertriebenen und wiederholten Diäten. Der Einsatz von Säureblockern dämpft das Magen-Qi und kann es über längere Zeit auch anhaltend schwächen.

Zeichen und Symptome:
- verminderter Appetit, vor allem morgens auffallend wenig Appetit
- Völlegefühl im Oberbauch (Magengegend), während oder sehr bald nach einer Mahlzeit einsetzend, dadurch eventuell keine Aufnahme von ausreichenden Mengen an Nahrung
- langsame Entleerung des Magens, relativ lange Verweildauer der Speisen im Magen, nach einer ordentlichen Mahlzeit lange weder Hunger noch Appetit
- zu wenig Magensäure

Lungen-Qi-Mangel

Ein Lungen-Qi-Mangel ist häufig die unmittelbare Folge von akuten Atemwegserkrankungen und kann sich in diesen Fällen nach einiger Zeit von selbst bessern. Bei Rauchern gehört immer auch ein Qi-Mangel der Lunge mit ins Bild, der aber meist von anderen Mustern dieses Funktionskreises begleitet oder überlagert wird (Yin-Mangel, Schleim, Schleim-Hitze). Sehr oft folgt ein Qi-Mangel der Lunge aus einer Schwäche der Milz oder einem allgemeinen Qi-Mangel. Eine traurige Grundstimmung, eine schlechte Haltung oder eine oberflächliche

Atmung in Folge fehlender körperlicher Bewegung geben ebenfalls einen Beitrag zu diesem Muster.

Zeichen und Symptome:

- Blässe im Gesicht, eventuell weißlicher, durchscheinender Teint
- oberflächliche, relativ rasche Atmung
- Kurzatmigkeit bereits bei geringer Kraftanstrengung (z.b. beim Treppensteigen)
- bei körperlicher Anstrengung oder tiefer werdender Atmung eventuell Keuchatmung oder leichtes Husten
- leise, kraftlose Stimme, langes oder lautes Sprechen wird als körperlich anstrengen empfunden
- spontanes Schwitzen tagsüber (nicht gemeint ist Nachtschweiß), auch das Gefühl von einer feuchten Körperoberfläche zusammen mit einem Gefühl von Schwäche
- traurige Grundstimmung, Introvertiertheit, häufig melancholische, der Vergangenheit nachhängende Stimmung, Schwierigkeiten damit, abzuschließen und loszulassen
- Anfälligkeit für Erkältungserkrankungen und/oder Luftzug, rasches und häufiges Frösteln und Niesen (Symptome eines schwachen Abwehr-Qi)

Herz-Qi-Mangel

Ein Herz-Qi-Mangel kann Folge einer langen Erkrankung oder – durch die enge Abhängigkeit von Qi und Blut im Herzen - eines starken Blutverlustes sein. Jede Art von lange anhaltender oder übermäßig starker Emotion kann zudem den Funktionskreis Herz stören und zu diesem Muster führen. Das Qi des Funktionskreises Herz leidet außerdem unter mangelnder körperlicher Fitness ebenso wie unter einer übertriebenen und der individuellen Verfassung nicht angepassten körperlichen Anstrengung.

Zeichen und Symptome:
- Blässe von Gesicht und Zunge
- bereits bei relativ geringer Anstrengung spürbarer Herzschlag (Palpitationen), eventuell zusammen mit Atemnot
- freudlose Grundstimmung, fehlende Begeisterung, wenig Fantasie und Inspiration
- zwischenmenschliche Kontakte werden als anstrengend empfunden, wenig Lust auf Teilnahme an sozialen Events

Nieren-Qi-Mangel

Der Funktionskreis Niere kennt Muster, die als ein Qi-Mangel beschrieben werden: *Die Niere hält das Qi nicht* und *Das Nieren-Qi ist nicht fest*. In der Ernährung bessern sich diese Muster allerdings nicht so sehr durch eine Tonisierung des Qi (das Thema dieses Bands), sondern vielmehr durch eine Stärkung der Yang-Wurzel der Niere. Deshalb beschreiben manche Autoren diese Muster als eine Form von Nieren-Yang-Mangel, bei dem nur die Schwäche, nicht aber die Kälte auftreten. Aus demselben Grund besprechen wir die besagten Muster nicht hier, sondern im Band über die Tonisierung des Yang.

QI-Mangel und ...

Qi- und Blut-Mangel

Qi und Blut sind die beiden wichtigsten nachgeburtlichen Ressourcen. Ihre Funktionen sind eng miteinander verbunden und voneinander abhängig. Das Qi leidet deshalb bei einem Blut-Mangel und umgekehrt das Blut bei einem Qi-Mangel. Ganz besonders gilt dies für den Funktionskreis Herz, in dem die Funktionen von Qi und Blut wie in keinem anderen voneinander abhängen.

Ein gleichzeitiger Mangel an Qi und Blut ist sehr häufig. Dabei können sich unterschiedliche Kombinationen ergeben, besonders häufig aber sind ein Milz-Qi-Mangel zusammen mit einem Blut-Mangel von Leber oder Herz. Dies hat den Grund darin, dass bei einer schwachen Milz und einer entsprechend unvollständigen Umwandlung der Speisen das Blut über kurz oder lang nicht ausreichend genährt werden kann. Auch Situationen, in denen sowohl ein Qi- als auch ein Blut-Mangel im allgemeinen Sinn zusammen auftreten, sind sehr häufig. Auch diese Kombination hat sehr häufig eine Unterfunktion der Milz zur Ursache, außerdem eine unzureichende Ernährung (langanhaltende strenge Diäten, zu viel Junkfood), anhaltende Überlastung vor allem sportlicher Natur oder chronische Erkrankungen der Verdauungsorgane. Ein allgemeiner Mangel an Qi und Blut tritt häufig auch nach einer Geburt oder einem chirurgischen Eingriff auf, ebenso nach oder während einer schweren Erkrankung, zum Beispiel im Verlauf von Tumorerkrankungen.

Das Bild, das sich aus der Kombination dieser beiden Mangel-Zustände ergibt, hängt sehr stark davon ab, in welchem Verhältnis Qi und Blut vom Mangel betroffen sind. Ist der Qi-Mangel stärker, so überwiegen eine schlappe Müdigkeit, eine schwache Verdauung, verschiedene Anzeichen für Feuchtigkeit sowie Kurzatmigkeit. Ist das Blut stärker betroffen, so sind eher Anzeichen von Trockenheit, eine unruhige, überdrehte Müdigkeit und Schlafstörungen typisch.

Will man gleichzeitig das Qi stärken und das Blut nähren, so führt kein Weg an der Milz vorbei. Eine geeignete Ernährung und die Unterstützung der Verdauung sind dabei das A und O. Selbst wenn man nur Nahrungsmittel und Rezepte auswählt, die das Milz-Qi-stärken, wird dadurch die Umwandlung verbessert und so indirekt auch das Blut vermehrt. Ein Qi-Tonikum wie Astragalus wird häufig auf diese Weise zum indirekten Blutaufbau eingesetzt.

Es gibt eine Reihe von Nahrungsmitteln, die sowohl für das Qi als auch für das Blut nützlich sind (siehe die folgende Liste). Einen großen Anteil daran haben Nahrungsmittel tierischen Ursprungs. Für Vegetarier und Veganer ist es im Allgemeinen kein Problem, das Qi zu stärken; soll aber auch das Blut berücksichtigt werden, wird es um einiges schwieriger. Fallen die Nahrungsmittel tierischen Ursprungs weg, so werden die in der Liste angeführten Hülsenfrüchte und Getreidesorten umso wichtiger und sollten unbedingt täglich auf den Tisch kommen.

Was sich in Bezug auf Qi- und Blutaufbau relativ stark unterscheidet, sind die Kochmethoden. Für das Qi brauchen wir relativ hohe Kochtemperaturen und lange Kochzeiten, für das Blut hingegen sind kurze Kochzeiten und niedrigere Temperaturen geeigneter. Bisweilen können bei einem Blut-Mangel auch sehr gut „kalte" Kochmethoden eingesetzt werden, also das Keimen, das Fermentieren, das Entsaften und das Marinieren. Dies hat damit zu tun, dass einige der Nährstoffe, die es für den Blutaufbau braucht, hohen Temperaturen nicht standhalten. Was die Kochmethoden betrifft, wird sich bei einem gleichzeitigen Mangel an Qi und Blut also sehr oft eine Kombination anbieten.

Eine gute Lösung ist es, das Stärken des Qi und das Nähren des Blutes schwerpunktmäßig auf unterschiedliche Mahlzeiten zu verteilen. Die Rezepte zum Stärken des Qi sind stärker yang und passen deshalb ausgezeichnet in die erste Tageshälfte, besonders als Frühstück. Die Rezepte zum Nähren des Blutes hingegen passen mit der eher kühlenden thermischen Wirkung meist besser als Abendessen. Das Mittagessen kann als eine vollständige Mahlzeit dann beide Bedürfnisse miteinander vereinen.

Nahrungsmittel, die sowohl Qi stärken als auch Blut nähren

Getreide	Dinkel, Grünkern, Hirse, Kamut, Quinoa, Weizen (alle im ganzen Korn, also mit dem Keimling)
Hülsenfrüchte	Azukibohne, Erbse, Kichererbse, Kidneybohne, Linse, gelbe Sojabohne
Gemüse	Karotte, Rote Bete
Obst	Dattel, Jujube, Kirsche, Longane, Lychee, Papaya, Weintraube, Rosine
Nüsse, Samen	Pinienkern
Fleisch	prinzipiell alle, besonders: Gans, Hase, Hirsch, Huhn, Lamm, Schaf, Ziege, Truthahn, Pferd, Rind
Fisch, Meeresfrüchte	prinzipiell alle, besonders: Aal, Barsch, Forelle, Hering, Kabeljau, Krake, Lachs, Makrele, Meerbarbe, Miesmuschel, Sardelle, Sardine, Scholle, Stör, Thunfisch
Milchprodukte, Eier	fast alle, besonders: Butter, Butterschmalz, Käse, Sahne, Hühnerei, Wachtelei
Würzmittel	Erdnussöl, Zuckerrohrmelasse
Getränke	Sojamilch
besondere	Jujube (*dazao*), Longane (*longyanrou*), Astragalus (*huangqi*)

Qi- und Yang-Mangel

Qi und Yang gehören beide zur Yang-Wurzel und sind deshalb sehr eng voneinander abhängig. Sind Yang und Qi gleichzeitig schwach, so kann man beiden Mustern mit sehr ähnlichen, wenn nicht sogar denselben Ernährungsrichtlinien begegnen. Auch die Kochmethoden, die für Qi und Yang nützlich sind, sind oft dieselben. Es gibt bei diesen zwei Mustern also in Bezug auf die Kochmethoden keinen Konflikt, sondern viele Parallelen und eine eindeutige Kontinuität. Die Nahrungsmittel, die sowohl Qi als auch Yang stärken, sind hingegen nicht so zahlreich. Dennoch gibt es auch hier keine entgegengesetzten Strategien und so können Nahrungsmittel, die das Qi stärken, und solche, die das Yang stärken, ohne Probleme miteinander kombiniert werden.

Bis zu einem bestimmten Grad *sollte* man sogar bei einem alleinigen Qi- oder Yang-Mangel immer auch die jeweils andere Ressource mitberücksichtigen. Das Yang stärken zu wollen, ohne gleichzeitig für ein kräftiges Qi zu sorgen, gelingt ohnehin meist nicht. Wäre der menschliche Organismus ein Auto, so wäre ein Qi-Mangel ein leerer Tank, ein Yang-Mangel aber ein Motorschaden. Aus dem Bild wird zunächst einmal verständlich, dass es sehr viel schwieriger ist, das Yang wieder auf Vordermann zu bringen, als das Qi zu stärken. Das hat damit zu tun, dass das Yang tief in den vorgeburtlichen Ressourcen wurzelt und damit sehr viel mehr von der angeborenen Konstitution und dem Alter abhängt als das Qi. Außerdem wird aus dem Bild klar, dass auch nach dem Beheben des Motorschadens das Auto nicht fahren wird, wenn nicht für einen vollen Tank gesorgt wird.

Andererseits sollte bei einem Qi-Mangel immer auch das Yang unterstützt werden, selbst dann, wenn keine klaren Zeichen für einen Yang-Mangel vorliegen. Es genügt meist nicht, das Qi nur zu stärken, es muss bei den meisten Menschen auch aktiviert werden und diese Aktivierung passiert vor allem über ein starkes Yang. Wird das Qi nicht ausreichend aktiviert, so besteht immer die Gefahr, dass die (fast durchwegs relativ kalorienreichen) Qi-Tonika nicht in Wärme, Bewegung oder Aktivität umgewandelt werden, sondern in Feuchtigkeit und Schleim, sprich: in zunehmendes Körpergewicht. Außerdem kann sich aus einem lange anhaltenden Qi-Mangel immer ein Yang-Mangel entwickeln, was unbedingt verhindert werden sollte.

Nahrungsmittel, die sowohl Qi als auch Yang stärken

Getreide	Klebreis, Quinoa, Wildreis
Hülsenfrüchte	-
Gemüse	-
Obst	-
Nüsse, Samen	Pinienkern, Pistazie, Walnuss
Fleisch	Hirsch, Lamm, Schaf, Ziege, Truthahn, Niere von Huhn oder Rind
Fisch, Meeresfrüchte	Garnele, Jakobsmuschel, Languste, Sardelle, Sardine
Milchprodukte, Eier	-
Würzmittel	Sojaöl
Getränke	-
besondere	-

Qi- und Yin-Mangel

Die beiden Ressourcen Qi und Yin haben nach der Logik der Chinesischen Medizin nicht allzu viel miteinander zu tun. Trotzdem kann es natürlich vorkommen, dass sie gleichzeitig geschwächt sind, also Qi- und Yin-Mangel gleichzeitig auftreten. Manchmal betreffen die beiden Muster dann auch ein und denselben Funktionskreis. Am häufigsten wird dies wahrscheinlich in den Funktionskreisen Lunge und Magen vorkommen, bei der Lunge zum Beispiel in der Folge einer akuten Erkrankung wie einer Bronchitis oder einer Lungenentzündung.

Qi und Yin zusammen zu stärken ist nicht leicht, weil diese beiden Ressourcen sehr unterschiedliche Nahrungsmittel und Kochmethoden brauchen. Viele Yin nährende Nahrungsmittel sind sehr schwer und befeuchtend. Nimmt man zu viel davon, so riskiert man, das bereits geschwächte Qi noch mehr zu ermüden, was dann zur Bildung von Feuchtigkeit, Schleim und Stagnation führt. Andererseits benötigt man, um das Qi zu unterstützen und zu aktivieren, wärmende und oft auch trocknende Nahrungsmittel, die ihrerseits einen Yin-Mangel und die damit verbundene Leere-Hitze verschlimmern können. Die Bedürfnisse bei Yin- und Qi-Mangel stehen sich also gegenseitig im Weg. Eine geeignete Ernährung wird deshalb nie ohne Kompromisse oder Kombinationen auskommen. Das Wichtigste dabei ist, die Extreme zu vermeiden und die Ernährung so weit wie möglich einer gedachten Mitte zwischen den beiden Mustern anzunähern. Man wird also auf sehr schwere und befeuchtende Nahrungsmittel ebenso verzichten wie auf sehr stark wärmende und trocknende, und sich möglichst auf Speisen und Getränke konzentrieren, die in beide Richtungen keinen Schaden anrichten können.

Die für beide Muster gleichermaßen geeigneten Nahrungsmittel sind in der folgenden Liste angeführt. Darüber hinaus spielen die „Austauscher" eine wichtige Rolle, also jene Nahrungsmittel, die einerseits stärken und nähren, gleichzeitig aber die Bildung von Feuchtigkeit, Hitze oder Stagnation vermeiden können. Es handelt sich dabei grob gesprochen um Hülsenfrüchte, Getreide (im ganzen Korn verwendet und vor allem die Sorten ohne Gluten) und die meisten Gemüsesorten.

Auch was die Kochmethoden betrifft, gehen die Bedürfnisse der beiden Muster auseinander und auch hier wird man versuchen, einen möglichst neutralen Mittelweg zu begehen. Relativ ausgeglichene Kochmethoden sind all jene, in denen sowohl mit Wasser als auch mit Hitze gearbeitet wird: dämpfen, dünsten, blanchieren, schmoren. Zu vermeiden sich hingegen Kochmethoden, die Hitze ohne Wasser verwenden und deshalb stark yang sind (rösten, frittieren, braten), ebenso wie alle jene, die stark yin sind (roh essen, „kalte" Kochmethoden ohne den Einsatz von Hitze).

Nahrungsmittel, die sowohl Qi stärken als auch Yin nähren

Getreide	Dinkel, Gerste (auch gekeimt), Weizen (auch gekeimt)
Hülsenfrüchte	schwarze Bohne, weiße Bohne, schwarze Sojabohne

Gemüse	grüne Bohnen, Judasohr (Pilz), Shiitakepilz, Yamswurzel
Obst	Apfel, Kirsche, Lychee, Weintraube
Nüsse, Samen	Erdnuss, Kokosnuss, Mandel, Pinienkern
Fleisch	Ente, Gans, Kaninchen, Schwein
Fisch, Meeresfrüchte	Lachs, Miesmuschel, Thunfisch,
Milchprodukte, Eier	Butter, Entenei, Butterschmalz, Hühnerei, Käse von Kuh, Schaf und Ziege, Sahne
Würzmittel	Kuzu, Maisöl, Sesamöl, Vollrohrzucker,
Getränke	Kokosmilch
besondere	amerikanischer Ginseng (*xiyangshen*), Dioscorea (*shanyao*), Shiitakepilz (*xianggu*)

Qi-Mangel und Qi-Stagnation

Die beiden Muster Qi-Mangel und Qi-Stagnation treten häufig gemeinsam auf und dies nicht zuletzt deshalb, weil sie sich gegenseitig bedingen können. Dabei sind allerdings unterschiedliche Mechanismen im Spiel. Nehmen wir zunächst einen Qi-Mangel als Ausgangsituation. Ist das Qi schwach, so besitzt es auch weniger Dynamizität. Dies wird vor allem dadurch spürbar, dass Blut und Körperflüssigkeiten, also Substanzen, die vom Qi bewegt werden müssen, leichter stagnieren. Natürlich betrifft die Tendenz zur Stagnation in so einem Fall auch das Qi selbst. Bei entsprechender Ausgangssituation kann ein starker Qi-Mangel auf diese Weise eine bestehende Leber-Qi-Stagnation verstärken. Was häufig passiert ist außerdem, dass es in Folge eines Qi-Mangels vermehrt zu lokaler Stagnation des Qi kommt, also auch zu Verspannungen oder Schmerzen.

Starten wir hingegen mit einer Leber-Qi-Stagnation, so kann sich daraus wiederum ein Qi-Mangel entwickeln. Eine konkrete Erklärung dieses Zusammenhangs ist, dass das Qi sozusagen vernichtet wird, wenn es stagniert. Qi wirkt durch Bewegung, es *ist* Bewegung. Stagniert das Qi, so kommt dies deshalb im Erscheinungsbild oft einem Qi-Mangel gleich. Sind Menschen anhaltend müde, die von ihrem Alter und ihrer Konstitution her eigentlich über ausreichend Qi verfügen sollten, so liegt dies oft an einer Leber-Qi-Stagnation. Das Qi ist also vorhanden, kann aber nicht mobilisiert oder ausgerichtet werden. Das ist häufig bei Jugendlichen oder jungen Erwachsenen der Fall.

Aus diesem letzten Beispiel lässt sich auch ableiten, warum man bei Qi-Stagnation und gleichzeitigem Qi-Mangel sehr vorsichtig mit dem Stärken des Qi sein muss. Es ist bei einer starken Qi-Stagnation problematisch, wenn das Qi zu plötzlich zunimmt, noch bevor die Stagnation wenigstens teilweise behoben werden konnte. Mit zunehmendem Qi verstärken sich nämlich auch die Symptome einer Qi-Stagnation. Die Person fühlt sich dann noch angespannter, nervöser, hat manchmal das Gefühl geradezu zu zerspringen. In diesen Fällen ist es also wichtig, erst einen „Kanal" für das Qi zu schaffen, bevor man es stärkt. Konkret kann das bedeuten, dass die Person erst innere oder äußere Blockaden überwindet, mehr körperliche Bewegung oder Entspannung einplant und dafür sorgt, dass ihr Tatendrang sich freier entfalten kann. Fließt das Leber-Qi freier, so kann man in einem zweiten Moment zur Stärkung des Qi übergehen (sofern die Qi-Mangel-Symptome dann noch vorhanden sind).

Nahrungsmittel, die das Qi sowohl stärken als auch bewegen sind rar. Das bedeutet allerdings nicht, dass es nicht doch eine Reihe von nützlichen Nahrungsmitteln gibt. So kann man bei einem Qi-Mangel von Milz, Magen oder Lunge und gleichzeitiger Qi-Stagnation zum Beispiel sehr gut aromatische und leicht bewegende Kräuter und Gewürze verwenden, um das Qi dieser Funktionskreise zu unterstützen und gleichzeitig die Stagnation zu lösen. Bei den Kochmethoden besteht kein prinzipieller Konflikt zwischen den beiden Mustern. Alle Kochmethoden, die das Qi stärken, eigenen sich grundsätzlich auch bei einer Qi-Stagnation. Allerdings sollte man bei einer Tendenz zur Qi-Stagnation immer sehr vorsichtig mit wärmenden Nahrungsmitteln und

Kochmethoden sein, da die Stagnation leicht zur Entstehung von Hitze beitragen kann.

Nahrungsmittel, die sowohl Qi stärken als auch Qi bewegen

Getreide	Basmatireis, gekeimte Gerste, Roggen
Hülsenfrüchte	-
Gemüse	-
Obst	Lychee
Nüsse, Samen	-
Fleisch	-
Fisch, Meeresfrüchte	-
Milchprodukte, Eier	Ziegenkäse
Würzmittel	-
Getränke	-

Qi-Mangel und Feuchtigkeit

Das Qi ist dafür zuständig, körperfremde Substanzen zu transformieren (zu verdauen), Körperflüssigkeiten zu bilden und diese zu transportieren und zu verteilen. Eine Schwäche des Qi in diesen Bereichen kann deshalb sehr häufig zur Entstehung von Feuchtigkeit führen.

Das erste Problem dabei kann die Umwandlung von Speisen und Getränken sein. Geschieht diese aus unterschiedlichen Gründen nicht vollständig, so entstehen anstelle von „reinen" physiologischen Substanzen (Qi, Blut und Körperflüssigkeiten) „unreine" pathologische, eine Form von Feuchtigkeit. Eine weitere Aufgabe des Milz-Qi ist es, die durch die Verdauung entstandenen Körperflüssigkeiten zu transportieren, sie also den anderen Funktionskreisen zukommen zu lassen. Auch hier kann das Milz-Qi bei einer Schwäche scheitern und es entsteht wiederum Feuchtigkeit, diesmal bedingt durch stagnierende Substanzen.

Die entstandenen Körperflüssigkeiten werden von der Milz vor allem dem Funktionskreis Lunge zugeführt, da dieser einen sehr großen Bedarf daran hat. Das Lungen-Qi hat die Aufgabe, die Flüssigkeiten zu sammeln und zu verteilen. Die Lunge schickt die Flüssigkeiten unter die Haut, von wo sie ausgeschwitzt werden, außerdem in alle anderen Körperteile und schließlich auch nach unten in Richtung Niere, wo die unreinen Anteile als Urin ausgeschieden werden. Ist das Lungen-Qi zu schwach, um diese Aufgaben zu meistern, so bleiben die Flüssigkeiten wiederum liegen und belasten als Feuchtigkeit und Schleim den Funktionskreis Lunge. Bei einem Qi-Mangel, insbesondere wenn er die Funktionskreise Milz oder Lunge betrifft, wird man also sehr häufig auf unterschiedliche, mehr oder weniger starke Anzeichen für eine Ansammlung von Feuchtigkeit treffen.

Feuchtigkeit und Qi-Mangel weisen zwar in Bezug auf ihre Yin-Yang-Eigenschaften in dieselbe Richtung (in Richtung Yin>Yang), unterscheiden sich aber trotzdem grundlegend voneinander. In der Tat ist die Feuchtigkeit ein Fülle-Muster (es ist ein Yin-Störfaktor vorhanden), der Qi-Mangel aber ein Leere-Muster (eine Yang-Ressource ist zu schwach). In der Ernährung müssen wir also im einen Fall etwas ausleiten und wegnehmen, im anderen etwas stärken und hinzufügen. Im einfachsten Fall und vor allem dann, wenn die vorhandene Feuchtigkeit sich in Grenzen hält, kann dies gleichzeitig geschehen. Dafür gibt es einigen Spielraum: im Folgenden werden Nahrungsmitteln aufgezählt, die für beide Muster günstig sind. Auch was die Kochmethoden betrifft, passen diejenigen, die das Qi stärken, im Großen und Ganzen auch bei Feuchtigkeit.

Nahrungsmittel, die sowohl das Qi stärken als auch Feuchtigkeit transformieren oder ausleiten

Getreide	Amaranth, Basmatireis, Buchweizen, Gerste, Hafer, Hiobstränensamen, Hirse, Langkornreis, Maisgries, Roggen, Rundkornreis

Hülsenfrüchte	prinzipiell alle, besonders: Azukibohne, Kidneybohne, Saubohne
Gemüse	Austernpilz, Kartoffel, Mais, Steinpilz
Obst	-
Nüsse, Samen	-
Fleisch	Wachtel
Fisch, Meeresfrüchte	Barsch, Kabeljau, Karpfen, Scholle
Milchprodukte, Eier	-
Würzmittel	-
Getränke	Getreidekaffee
besondere	Atractylodes macrocephala (*baizhu*), Hiobströnensamen (*yiyiren*), Poria (*fuling*)

Allerdings eignen sich nicht alle Nahrungsmittel, die das Qi stärken, auch bei Feuchtigkeit. Die meisten Qi stärkenden Nahrungsmittel haben einen süßen Geschmack und dadurch auch eine befeuchtende Wirkung, zumindest dann, wenn sie im Übermaß verzehrt oder von einer schwachen Milz nicht ausreichend umgewandelt werden. Vor allem einige der Nahrungsmittel, die das Qi im Allgemeinen stärken, wirken relativ stark befeuchtend. In der TCM gelten auch Nahrungsmittel mit einem übermäßig süßen Geschmack, wie Datteln, Zucker, Honig oder Weißmehl, als allgemeine Qi-Tonika, denn sie geben ja tatsächlich Kraft. Diese übermäßig süßen Nahrungsmittel sind aber besonders stark befeuchtend, vor allem in größeren Mengen oder bei einem langsamen Stoffwechsel. Bei Feuchtigkeit sind sie als Qi-Tonika deshalb nicht geeignet.

Wir haben schon darauf hingewiesen, dass das Ausleiten von Feuchtigkeit und das Stärken des Qi in allen nicht zu schwerwiegenden Fällen gleichzeitig passieren kann. Sehr viel schwieriger zu behandeln sind hingegen Fälle mit einer sehr starken Ansammlung von Feuchtigkeit, in denen das Qi so sehr behindert wird, dass die Feuchtigkeit erst ausgeleitet oder transformiert werden muss, bevor man zur Stärkung des Qi übergehen kann. In diesen Fällen braucht es eine erste Phase, in der auf alle stark befeuchtenden Nahrungsmittel verzichtet und die vorhandene Feuchtigkeit so gut wie möglich ausgeleitet wird. Wir werden die Strategien gegen Feuchtigkeit in einem eigenen Band näher beschreiben, hier eine kurze Zusammenfassung. Um Feuchtigkeit zu beseitigen, gibt es im Prinzip drei Möglichkeiten, die idealerweise kombiniert werden:

- Man vermeidet die Entstehung zusätzlicher Feuchtigkeit. Dies gelingt am besten indem man den Verzehr von stark befeuchtenden Nahrungsmittel, sowie ganz allgemein die Mengen von Speisen und Getränken einschränkt.

- Man unterstützt die Umwandlung durch die Milz gezielt mit Hilfe von aromatischen Kräutern und Gewürzen, wie Anis, Ingwer, Kardamom, Kümmel, Rosmarin, Thymian, Zitrusschalen.

- Man sorgt dafür, dass ein möglichst großer Teil der angesammelten Flüssigkeiten über den Urin ausgeschieden oder über die Poren der Haut abgeschwitzt wird. Dies gelingt durch diuretische, also harntreibende Nahrungsmittel (z.B. Hiobstränensamen, Azukibohne, Maishaar, Brennessel) bzw. durch solche mit einer diaforetischen, schweißtreibenden Wirkung (z.B. Basilikum, Chili, Koriandersamen, frischer Ingwer).

Nahrungsmittel, die zu besonders viel Feuchtigkeit führen

Getreide	Weizen, raffiniertes Weizenmehl, weniger stark alle anderen Mehlsorten, vor allem raffinierte und sehr fein gemahlene
Hülsenfrüchte	-
Gemüse	-
Obst	fast alle wirken befeuchtend, besonders: Banane, Birne, Dattel, Kaki, Maulbeere, Pflaume, Weintraube
Nüsse, Samen	fast alle wirken in größeren Mengen befeuchtend, besonders: Hanfsamen, Leinsamen, Mandel, Sesam
Fleisch	Ente, Schwein, Schweineschmalz
Fisch, Meeresfrüchte	-
Milchprodukte, Eier	alle Milchprodukte wirken befeuchtend, besonders: Butter, fette Käse, Fruchtjoghurt, Milch, Sahne

Würzmittel	alle Öle, Honig, Vollrohrzucker, weißer Zucker
Getränke	Fruchtsäfte, Milchgetränke, Pflanzenmilch, Softdrinks

An die Quellen des Qi

Woher kommt das Qi?

Das Qi hat drei Quellen.

Die erste liegt im Funktionskreis Niere und wird als Ursprungs-Qi beschrieben. Diese Quelle des Qi hat mit unseren vorgeburtlichen Ressourcen zu tun, schlägt sich in der Konstitution nieder und hängt darüber hinaus stark vom Alter ab. Hieran etwas zu ändern, ist nur sehr begrenzt möglich. Wichtig wäre es vielmehr, mit der gegebenen Konstitution sorgsam umzugehen.

Sehr viel leichter ist es hingegen, die beiden anderen zwei Quellen des Qi positiv zu beeinflussen, denn sie liegen beide im nachgeburtlichen Bereich. Die zweite Quelle des Qi ist die Nahrung und damit vor allem der Funktionskreis Milz. Die Umwandlung der Speisen liefert nicht nur Qi, sondern auch Blut und Körperflüssigkeiten, also alle nachgeburtlichen Ressourcen. Um ausreichend Qi aus der Nahrung zu gewinnen, sollte der Umwandlungsprozess durch die Milz möglichst gut funktionieren. Konkret bedeutet dies, dass man nicht nur das Richtige essen, sondern zudem die Verdauung selbst so gut wie möglich unterstützen sollte. Die Verdauung zu unterstützen, bedeutet in der TCM wiederum, vor allem Milz- und Magen-Qi zu stärken. Wenn wir bei diesen Funktionskreisen ansetzen, schlagen wir also in Bezug auf den Qi-Mangel zwei Fliegen mit einer Klappe: zum einen verbessern wir die Umwandlung und sorgen so dafür, dass direkt an der Quelle mehr Qi produziert wird, zum anderen stärken wir das Qi von Magen und Milz und wirken so auf zwei sehr häufige Qi-Mangel-Muster.

Die dritte Quelle des Qi ist die Luft – aus wissenschaftlicher Sicht eigentlich der in ihr enthaltene Sauerstoff - und damit der Funktionskreis Lunge. Hier verhält es sich ganz ähnlich, wie bei der Milz: einerseits sollte die eingeatmete Luft so gut wie möglich sein, andererseits aber ist es auch notwendig, dass das Lungen-Qi stark genug ist und die Lunge dementsprechend gut arbeitet. Auch was die Stärkung der Lungenfunktion betrifft, können wir deshalb die eben genannten zwei Fliegen mit der einen Klappe schlagen.

Viel kochen

Die einfachste Methode, um die Verdauung zu unterstützen, ist das Kochen. Wir können uns das Kochen als eine Art Vorverdauung vorstellen: pflanzliche Zellen werden geöffnet und Nährstoffe damit leichter zugänglich, die komplexen molekularen Strukturen mancher Nährstoffe werden teilweise zerlegt, die Konsistenz der Speisen wird weicher. Das Kochen erspart den Funktionskreisen Magen und Milz einen Teil ihrer Arbeit, was vor allem dann sehr wichtig ist, wenn diese schwach oder bereits überfordert sind. Bei einem eindeutigen Milz-Qi-Mangel darf vor allem in der kalten Jahreshälfte ruhig auch dreimal am Tag etwas Gekochtes gegessen werden.

Das beste Beispiel für eine leicht zu verdauende Speise ist der Babybrei: breiig, weich, gekocht, handwarm. Das heißt natürlich nicht, dass man sich nur von Brei ernähren sollte. Aber für Menschen mit einer sehr schwachen Verdauung ist es sinnvoll, sich an Speisen zu halten, die einem Brei nahekommen, wie zum Beispiel einer Cremesuppe oder einem Eintopf.

Und die Vitamine? Bei dem Ratschlag, viel und oft zu kochen, machen sich viele Menschen Sorgen, ob sie auf diese Weise denn auch genügend Vitamine aufnehmen können. Diese Sorge ist natürlich berechtigt, denn manche Vitamine sind nicht hitzebeständig und werden durch das Kochen bis zu einem gewissen Grad zerstört. Zur Beruhigung sind folgende Argumente dienlich:

- Die Vitamine, auch sehr empfindliche wie Vitamin C, werden durch die Hitze nur teilweise zerstört. Vor allem dann, wenn sanfte Kochmethoden eingesetzt werden, also relativ niedrige Temperaturen und kürzere Garzeiten, bleibt trotz allem ein Teil der Vitamine erhalten.

- Die nach dem Kochen noch vorhandenen Vitamine können im Rahmen der Verdauung meist viel besser aufgenommen werden. Gerade pflanzliche Nahrungsmittel sind im rohen Zustand oft so schwer zu verdauen, dass ein Großteil der enthaltenen wertvollen Nährstoffe verloren geht.

- Der Ratschlag, viel zu kochen, gilt nach der TCM für Menschen mit einem schwachen Qi und insbesondere einem schwachen Milz-Qi. In diesen Fällen ist die Verdauung besonders langsam und ineffizient, die Stühle meist weich oder es gibt sogar chronischen Durchfall. Die Nährstoffe aus rohen oder schwer verdaulichen Speisen gehen in dieser Situation ohnehin zu einem guten Teil ungenützt verloren. Deshalb ist es oft besser, die Speisen „vorzuverdauen", um wenigstens jene Vitamine aufnehmen zu können, die das Erhitzen überstehen.

- Viele Formen von Vitaminmangel manifestieren sich nach der TCM als Hitze, Hitze im Blut oder Yin-Mangel mit Leere-Hitze. Dies trifft vor allem auf die besonders hitzeempfindlichen Vitamine zu. Bei diesen Mustern empfiehlt man in der Tat eine Ernährung mit sehr viel mehr rohen Nahrungsmitteln bzw. „kalten" Kochmethoden (keimen, fermentieren, marinieren). Auch in der TCM ist also bekannt, dass es bei bestimmten Mustern unerhitzte Speisen braucht. Dies gilt aber *nicht* für einen Qi-Mangel, denn die Nährstoffe, die hier benötigt werden, sind aller Erfahrung nach auch in erhitzten Speisen noch wirksam. Wenn es also neben dem Qi-Mangel auch Anzeichen für volle oder leere Hitze gibt, so müssen durchaus neben gekochten auch mehr rohe Speisen und Getränke konsumiert werden, die sehr viel stärker Hitze ausleiten. In diesem Fall ist es wichtig, ein Gleichgewicht zwischen den beiden Bedürfnissen (wärmen bzw. die Verdauung unterstützen und Hitze ausleiten) zu finden. Ähnliches gilt in geringerem Maße auch für alle Muster, die mit einem Blut-Mangel zusammenhängen. Auch diese reagieren oft sehr gut auf rohe oder „kalt" zubereitete Nahrungsmittel.

In Ruhe essen und gut kauen

Sehr wichtig ist es, regelmäßige Mahlzeiten einzuhalten. Die Verdauungsorgane brauchen eine bestimmte Regelmäßigkeit, um optimal funktionieren zu können. Gehen wir eine Zeit lang zu unregelmäßigen Zeiten ins Bett, so wird unser Schlaf schlechter. In vergleichbarer Weise stören unregelmäßige Essgewohnheiten die Verdauung.

Auch Ruhe und Sammlung während einer Mahlzeit haben einen positiven Einfluss auf die Verdauung. Der Verdauungsvorgang läuft zwar unwillkürlich ab und kann nicht bewusst beeinflusst werden, aber eine entspannte Atmosphäre und eine auf das Essen ausgerichtete Aufmerksamkeit unterstützen den Körper dabei, die für die Verdauung nötigen Kräfte zu mobilisieren. Isst man unter Stress, während eines Streitgesprächs oder ohne dafür die Arbeit zu unterbrechen, so muss der Organismus sozusagen an zwei Fronten gleichzeitig kämpfen. Ich mache gerne den Vergleich zwischen Verdauung und Sex: beides funktioniert besser, wenn man auch mit dem Kopf bei der Sache bleibt. Dieser Vergleich funktioniert übrigens auch noch in einem weiteren Sinn: die Verdauung läuft um vieles besser ab, wenn unser Essen verführerisch duftet, appetitlich angerichtet ist und lecker schmeckt. Dass einem das Wasser im Munde zusammenläuft, ist ein klares Zeichen dafür, dass die beiden Funktionskreise Milz und Magen aktiv geworden sind. Daraus können wir schließen, dass auch die darauf folgenden, nicht unmittelbar wahrnehmbaren Prozesse in Magen und Darm stärker aktiviert werden. Deshalb sind *starter* oder *antipasti*, die den Appetit anregen und die Verdauungsorgane aktivieren, eine sehr gute Erfindung.

Eine überaus wichtige Rolle in der Verdauung spielt auch das Kauen. Die Speisen ordentlich zu zerkleinern und einzuspeicheln ist in der TCM eine Aufgabe des Funktionskreises Magen, dessen Einflussbereich demnach bereits im Mund beginnt. Aus biomedizinischer Sicht wissen wir, dass beim Kauen Enzyme aktiv werden, die im Speichel enthalten sind. Dabei kommt es vor allem zu einer Spaltung von langkettigen Kohlenhydraten (z.B. Stärke) in einfache Zucker. Geschieht dies im Mund nur unvollständig, so kann es danach im Darm leichter zu Blähungen kommen. Nach der TCM erklärt sich dieser Zusammenhang als die notwendige Unterstützung der Milz von Seiten des Magens. Die Vorverdauung durch den Magen erleichtert der Milz die Umwandlung der Speisen in Qi und Blut und verhindert die Entstehung von Feuchtigkeit. Der Funktionskreis Milz gerät deshalb sehr schnell in Krise, wenn der Magen schwach ist (so zum Beispiel bei einem Magen-Qi-Mangel) oder - wie dies bei gierigen, schnellen Essern der Fall sein kann – wenn er keine Gelegenheit dazu hat, seine Aufgabe ordentlich auszuführen.

Wie viel und wie oft essen?

Wichtig für eine gute Verdauung ist es auch, die Kapazitäten von Magen und Milz nicht zu überschreiten. Wenn zu viel gegessen wird, kann nicht alles vollständig umgewandelt werden. Die Grenzen können dabei sowohl beim Magen als auch bei der Milz spürbar werden. Ist die Kapazität des Magens überschritten, so kommt es zu Völlegefühl, eventuell zu einer Nahrungsstagnation und anschließend zur Entwicklung von Hitze oder nach oben rebellierendem Magen-Qi mit

Übelkeit und Brechreiz. Die Kapazität des Funktionskreises Milz hat vor allem mit der ausreichenden Produktion von Verdauungsenzymen und der anschließenden Resorption der Nährstoffe zu tun. Die Milz reagiert daher auf eine Überforderung auch eher mit weichen Stühlen oder Durchfall, Blähungen sowie – seltener – Nahrungsstagnation mit einem sehr übelriechenden Stuhl.

Ein eingeschränktes Fassungsvermögen im Magen kann mit einem schwachen Magen-Qi oder - z.B. in den letzten Monaten einer Schwangerschaft - schlicht mit Platzmangel zu tun haben. Kleine Kinder, ältere oder schwache Menschen, aber auch stillende Frauen und körperlich hart arbeitende Menschen oder Sportler haben manchmal einen größeren Bedarf an Nahrung, als im Rahmen von drei Mahlzeiten im Magen aufgenommen werden kann. In diesen Fällen ist es besser, kleinere Zwischenmahlzeiten einzuplanen, als sich den Bauch dreimal am Tag allzu vollzuschlagen. Problematisch ist erfahrungsgemäß vor allem die Auswahl dieser Zwischenmahlzeiten, denn auch zwischendrin etwas Gesundes zu essen ist nicht immer einfach und bereitet einen gewissen Aufwand. Überlege Dir deshalb, ob Du eine oder zwei Zwischenmahlzeiten brauchst. Falls das der Fall ist, plane sie möglichst fix ein und versuche, sie auch einzuhalten. Denk darüber nach, was Du zur Zwischenmahlzeit essen könntest. Vielleicht genügt auch ein warmes Getränk? Überlass die Auswahl möglichst nicht dem Zufall, denn die Wahrscheinlichkeit, dass etwas Ungesundes in deinem Magen landet, steigt dadurch.

Sooft es geht, sollte allerdings auf Zwischenmahlzeiten verzichtet werden. Das Verdauungssystem braucht Ruhepausen zwischen den Mahlzeiten. Ideal ist es, wenn die Verdauung einer Mahlzeit, zumindest was den Magen betrifft, abgeschlossen wird, bevor die nächste Mahlzeit folgt. Deshalb sagt man in der TCM, dass zwischen zwei Mahlzeiten mindestens vier Stunden lang nichts gegessen werden sollte. Wie gesagt: wenn es sich machen lässt und man trotzdem satt wird.

Atmen!

Die dritte Quelle des Qi ist das Atmen. Alles, was die Versorgung mit Sauerstoff verbessern kann, bringt dem Organismus mehr Qi.

- Lüfte die Räume, in denen Du Dich tagsüber und nachts aufhältst, häufig und verbringe viel Zeit im Grünen.
- Sorge dafür, dass Deine Atmung nicht zu flach wird. Wenn Du viel und lange sitzen musst, dann erreichst Du das zum Beispiel, indem Du immer mal wieder aufstehst, Dich streckst oder Dich einige Minuten lang bewegst. Du kannst auch Deinen Oberkörper abklopfen oder bewusst ein paar tiefe Atemzüge machen.
- Vermeide enge Kleidung, die Deine Atmung einschränkt. Öffne sooft es nur geht den BH und den Gürtel oder verzichte ganz darauf.
- Übe die Bauchatmung und sorge beim Sitzen dafür, dass der Bauch sich auch genügend dehnen kann, um der Atembewegung Platz zu machen.
- Hör lieber heute als morgen mit dem Rauchen auf.

Die Atmung passiert nicht nur nach außen hin. Der Funktionskreis Lunge hat in der TCM auch die Aufgabe, das in der Lunge gebildete Qi in den gesamten Körper zu verteilen. Die Lunge atmet also genau genommen in zwei Richtungen: sie bewegt die Luft nach außen und das Qi nach innen hin. Nach der TCM geschieht die Verteilung des Qi vor allem entlang der Meridiane, die mehr oder weniger parallel zu den Blutgefäßen verlaufen. Körperliche Bewegung, lockere Muskeln und weiche Gelenke erleichtern die Zirkulation des Qi ungemein. Wer Qigong oder Taijiquan praktiziert, kann das Qi noch stärker bewegen und auch bewusst lenken. Aus biomedizinischer Sicht bedeutet dies eine bessere Versorgung der Zellen mit Sauerstoff und Nährstoffen und eine verbesserte Zellatmung.

Der süße Geschmack

Zwischen Yin und Yang

Sowohl bei den Nahrungsmitteln als auch bei den Heilkräutern unterscheidet man in der Chinesischen Medizin fünf Geschmäcker: sauer, bitter, süß, scharf und salzig. Jedem einzelnen Geschmack bzw. den Nahrungsmitteln, die diesen Geschmack aufweisen, werden bestimmte Wirkungen zugeordnet. Der süße Geschmack stärkt das Qi, nährt Blut und Körperflüssigkeiten, er entspannt, harmonisiert und wirkt leicht schweißtreibend. Süß ist bei einem Qi-Mangel der mit Abstand wichtigste Geschmack, gleichzeitig bereiten süße Nahrungsmittel bei diesen Mustern aber auch große Probleme.

Es ist zunächst einmal sehr wichtig zu unterstreichen, dass das, was in der TCM als „süß" bezeichnet wird, viel mehr meint als Zucker, Honig und Süßspeisen. Im Prinzip gelten nach der TCM alle Nahrungsmittel als süß, die nennenswerte Mengen an Kohlenhydraten, Fetten oder Eiweißen, also an Kalorien enthalten. So erklärt sich auch die zentrale Rolle des süßen Geschmacks in der Ernährung: er ist es vor allem, der satt macht und Kraft gibt. Der süße Geschmack ist für alle Menschen unverzichtbar, besonders wichtig aber wird er für jene, die schwach oder abgemagert sind, die geistig oder körperlich besonders viel leisten.

Was das Gleichgewicht zwischen Yin und Yang angeht, hat der süße Geschmack eine ambivalente Rolle. Was wir zu uns nehmen, kann im Körper entweder verbrannt werden und so den Weg des Yang gehen (wir sprechen vom Energiestoffwechsel), oder aber es bleibt als Substanz erhalten um den Körper aufzubauen und geht so den Weg des Yin (wir sprechen vom Baustoffwechsel). Süße Nahrungsmittel können beide Wege gehen. Sie können das Qi und dadurch die Yang-Wurzel stärken, was bedeutet, dass die in ihnen enthaltenen Kalorien in Aktivität, Wärme und Bewegung umgewandelt werden. Oder aber sie nähren Blut und Körperflüssigkeiten und damit die Yin-Wurzel, was wiederum bedeutet, dass sie in Substanzen umgewandelt werden, aus denen der Körper sich aufbaut.

Süß befeuchtet

Neben diesen beiden physiologischen Bestimmungen können süße Nahrungsmittel aber auch Feuchtigkeit und Schleim vermehren, also pathologische Substanzen. Etwas vereinfachend kann man sagen, Feuchtigkeit entsteht immer dann aus Speisen und Getränken mit einem süßen Geschmack, wenn sie *nicht* als Qi, Blut oder Körperflüssigkeiten enden. Die Begriffe „Feuchtigkeit" und „Schleim" bezeichnen dabei in der TCM eine Vielzahl von pathologischen Substanzen sehr unterschiedlicher Art. Im Folgenden ein Überblick über die wichtigsten durch süße Speisen und Getränke verursachten Formen von Feuchtigkeit bzw. Schleim:

- werden bestimmte Nahrungsbestandteile nicht oder nicht vollständig im Dünndarm assimiliert, so verbleiben sie im Stuhl und führen zu ungeformtem Stuhl oder Durchfall, einer Form von Feuchtigkeit;
- manche süßen Speisen und Getränke führen dazu, dass die Produktion von Schleim vor allem entlang der Atemwege zunimmt, nach der TCM eine Form von Feuchtigkeit-Schleim in der Lunge;
- bestimmte süße Speisen und Getränke führen zu einer vermehrten Einlagerung von Flüssigkeit im Gewebe (Ödeme);

- eine weitere Form von Feuchtigkeit bzw. Schleim ist auch das Übergewicht mit einem klaren Bezug zu einem Übermaß an süßen, sprich kalorienhaltigen Speisen und Getränken.

In all diesen Fällen muss man feststellen, dass der Übergang von physiologischen Substanzen (Yin, Blut, Körperflüssigkeiten) zu pathologischen Substanzen (Feuchtigkeit und Schleim) immer mit einem Übermaß zu tun hat, also einem Ungleichgewicht zwischen der Menge und der Qualität der aufgenommenen Speisen und Getränke auf der einen Seite und dem Bedarf bzw. der Fähigkeit des Körpers, mit den aufgenommenen Speisen und Getränken fertig zu werden, auf der anderen. Es ist normal und für die Gesundheit absolut notwendig, dass der Stuhl eine bestimmte Fülle und ausreichend Feuchtigkeit besitzt, dass die Atemwege durch Schleim geschützt und befeuchtet werden, dass Körperflüssigkeiten im Gewebe zirkulieren und dass überschüssige Kalorien in Form von Fettreserven angelegt werden. Problematisch und pathologisch werden all diese Prozesse erst im Übermaß.

Wie kommt es also dazu, dass süße Speisen und Getränke im Körper zu pathologischen Substanzen werden und nicht zu Qi, Blut oder Körperflüssigkeiten? Hier die wichtigsten Faktoren, die dabei entscheidend sind:
- die Verdauungskraft von Magen und Milz: je stärker diese Funktionskreise sind, desto besser funktioniert die Umwandlung von Speisen und Getränken in körpereigene Ressourcen und desto weniger Feuchtigkeit fällt an; eine unzureichende Umwandlung führt selbst bei eingeschränkter Aufnahme von Speisen und Getränken noch zur Bildung von Feuchtigkeit mit gleichzeitigem Mangel an Qi, Blut und Körperflüssigkeiten;
- die Menge der aufgenommenen Speisen und Getränke: wird mehr aufgenommen, als umgewandelt werden kann, so entsteht Feuchtigkeit; auch in diesem Fall sind die Funktionskreise Magen und Milz überfordert, allerdings nicht

aus eigener Schwäche, sondern durch das Übermaß an anstehender Verdauungsarbeit;

- die mehr oder weniger befeuchtende Natur der aufgenommen Speisen und Getränke: stark befeuchtende Nahrungsmittel (z.B. Weizenmehl, Milchprodukte, viele Obstsorten und Fruchtsäfte, sowie die meisten natürlichen Süßungsmittel) und allgemein sehr fette Speisen erhöhen die Wahrscheinlichkeit, dass im Organismus Feuchtigkeit entsteht;
- Nahrungsmittelunverträglichkeiten: dass die eben genannten oder auch andere Speisen und Getränke in einzelnen Fällen besonders stark befeuchtend wirken, hängt sehr oft mit einer Nahrungsmittelunverträglichkeit zusammen, welche die Umwandlung einzelner Nährstoffe unmöglich macht und dadurch zur Entstehung von Feuchtigkeit führt;
- ein übermäßig süßer Geschmack (siehe im Folgenden): zu stark oder einseitig süße Speisen und Getränke schwächen das Milz-Qi und wirken besonders stark befeuchtend;
- das Yang im Allgemeinen und das Nieren-Yang im Besonderen: je stärker das Yang ist, desto schneller ist der Stoffwechsel, desto aktiver und wärmer ist der Organismus und desto mehr Qi wird gebraucht und verbraucht; ist das Yang stark, so gehen süße Speisen und Getränke also zu einem größeren Teil den Weg des Yang, werden in Qi umgewandelt und „verbrannt", es bleibt weniger in Form von Feuchtigkeit übrig;
- der Zeitpunkt der Nahrungsaufnahme: süße Speisen und Getränke, die abends oder nachts bzw. während einer Yin-Zeit aufgenommen werden, gehen mit einer sehr viel größeren Wahrscheinlichkeit den Weg des Yin; das kann positiv sein, wenn man Yin, Blut und Körperflüssigkeiten nähren will, wenn aber stark befeuchtende oder übermäßig viele Speisen und Getränke aufgenommen werden, so führt dies entsprechend auch zu mehr Feuchtigkeit.

Die nährende und befeuchtende Rolle von süßen Nahrungsmitteln kann natürlich in vielen Situationen auch durchaus positiv wirken. Wenn ein Mangel an Blut, Säften oder Yin herrscht und es zu Trockenheit kommt, so können süße, *sehr* süße und auch süß-befeuchtende Nahrungsmittel eingesetzt werden. Die Funktionskreise Lunge und Dickdarm sind besonders häufig von Trockenheit betroffen. Bei einem trockenen Husten zum Beispiel hilft eine warme Milch mit Honig. Wenn die Trockenheit den Dickdarm betrifft, empfiehlt die TCM Nüsse und Ölsamen sowie deren Öle. Die befeuchtende Wirkung vieler süßer Nahrungsmittel ist also nicht von vorneherein ungünstig. Es geht – wie immer in der TCM – darum, ein Gleichgewicht und das jeweils passende Maß zu finden.

Qi-Tonika und Qi-Räuber

Nahrungsmittel, die das Qi im Allgemeinen stärken, haben nach der TCM einen süßen Geschmack und enthalten Fette, Eiweiße und Kohlenhydrate. Es handelt sich aus westlicher Sicht um Nahrungsmittel, die dem Körper Energie in Form von Kalorien zuführen. Alle diese Qi-Tonika haben die Fähigkeit, den Blutzuckerspiegel anzuheben. Obgleich der Blutzucker natürlich nicht 1:1 mit dem Qi gleichzusetzen ist, gibt es doch einen sehr engen Zusammenhang zwischen dem Blutzucker und bestimmten Erscheinungsformen des Qi, allen voran mit dem Qi im allgemeinen Sinn. Die Fähigkeit des Funktionskreises Milz, Qi für den gesamten Organismus zur Verfügung zu stellen, hängt eng mit einem möglichst stabilen Blutzuckerspiegel zusammen. Unter den Nahrungsmitteln mit einem süßen Geschmack gelten in der TCM kohlenhydrathaltige als schnellste und ergiebigste Quellen für das Qi. Wenn wir an den Bezug zum Blutzucker denken, wird uns das kaum überraschen. Ausgezeichnete Qi-Tonika sind in diesem Sinne Getreide und Hülsenfrüchte, aber auch stärkehaltige Gemüse wie Kürbis und

Kartoffel. Natürlich gelten auch alle Süßungsmittel, wie Zucker und Honig, als Qi-Tonika, sie geben schließlich unmittelbar Kraft und Kalorien. Doch gilt für sie nach der TCM eine sehr wichtige Ausnahme von dieser Regel, denn es handelt sich um Nahrungsmittel mit einem *übermäßig süßen* Geschmack.

Jeder der fünf Geschmäcker hat, wenn er zu stark oder zu einseitig wird, negative Auswirkungen auf das innere Gleichgewicht. In der TCM spricht man dann - wohl etwas übertrieben - von einem „toxischen" Geschmack. Die negativen Auswirkungen solcher übermäßiger Geschmäcker betreffen meist dieselben Funktionskreise und funktionieren nach denselben Prinzipien, wie die positiven Auswirkungen der entsprechenden Geschmäcker in einem gemäßigten Rahmen. Sie verkehren sich sozusagen in ihr Gegenteil. Übermäßig süße Nahrungsmittel wirken daher, genau wie der süße Geschmack insgesamt, vor allem auf den Funktionskreis Milz. Sie müssen zwar als Qi-Tonika im Allgemeinen gelten (sie geben erst einmal Kraft), doch haben sie gleichzeitig eine sehr stark schwächende und destabilisierende Wirkung auf den Funktionskreis Milz. Diese negative Wirkung auf das Milz-Qi zeigt sich nach der TCM unter anderem in der Tatsache, dass übermäßig süße Nahrungsmittel die Milz in ihrer Aufgabe behindern, das Qi gleichmäßig für den gesamten Organismus bereitzustellen.

Die Bereitstellung des Qi durch den Funktionskreis Milz funktioniert, wie gesagt, über einen möglichst stabilen Blutzuckerspiegel. Aus biomedizinischer Sicht denken wir dabei an die Hormone der Bauchspeichdrüse (Insulin und Glukagon), die in diesen Aufgabenbereich des Funktionskreises Milz fallen. Ist die Milz schwach oder gestört, so kommt es leichter zu Schwankungen des Blutzuckerspiegels, sprich zu Episoden von relativer Unter- oder Überzuckerung. Dieses Phänomen lässt sich ganz allgemein bei Kindern und älteren Menschen öfter beobachten, die meist eine relativ schwache Milz haben. Dieser so wichtige Regelmechanismus der Milz wird durch übermäßig süße Speisen und Getränke empfindlich gestört.

Was die Chinesen vor Jahrhunderten nur aus Beobachtungen ableiten konnten, können wir heute genauer erklären. Traditionell waren mit übermäßig süßen Nahrungsmitteln vor allem Zucker oder Honig gemeint. Mit dem heutigen Wissen können wir die Liste aber ruhig auf alle Nahrungsmittel, Speisen und Getränke ausweiten, die eine hohe oder sehr hohe glykämische Last aufweisen, dem Körper also große Mengen an Kohlenhydraten zur Verfügung stellen, die im Rahmen der Verdauung besonders schnell als Glukose ins Blut gelangen. Aus westlicher Sicht bedingen Speisen mit einem so definierten übermäßig süßen Geschmack einen sehr raschen Anstieg des Blutzuckerspiegels. Als Reaktion darauf kommt es zu einer vermehrten Ausschüttung von Insulin und dadurch wiederum zu einem relativ steilen Abfall des Blutzuckerspiegels. Nach einer kurzfristigen Qi-Schwemme fühlt man sich also eine bis zwei Stunden nach dem Verzehr müde, schlapp und unkonzentriert, was nach den Kriterien der TCM einem allgemeinen Qi-Mangel entspricht. Das Qi ist zwar da, doch die Bereitstellung klappt nicht. Stattdessen wird der Zucker in die Zellen aufgenommen und dort letztendlich als Fett gespeichert: Feuchtigkeit und Schleim nehmen zu.

Der Milz-Qi-Mangel und seine Folgen

Durch die Beeinträchtigung der Milz sind übermäßig süße Nahrungsmittel also letztlich Qi-Räuber. Sie treffen und schwächen direkt das Milz-Qi und sind deshalb bei einem Milz-Qi-Mangel unbedingt zu vermeiden. Indirekt aber haben sie einen negativen Einfluss auch auf das Qi im Allgemeinen und auf das Qi weiterer Funktionskreise. Der entstandene Schaden bleibt also nicht auf den Funktionskreis Milz beschränkt.

Die negative Wirkung auf das Qi im Allgemeinen zeigt sich aus biomedizinischer Sicht in der Destabilisierung des Blutzuckerspiegels. Wird, wie dies kurze Zeit nach dem Verzehr von schnellen Kohlenhydraten der Fall ist, viel Insulin ausgeschüttet, so sinkt der Blutzuckerspiegel. Wir haben es dann also mit einem allgemeinen Qi-

Mangel zu tun. Tritt dieser Mangel wiederholt auf, so reagiert der Organismus darauf, indem er nach und nach aktive, Qi verbrauchende Prozesse im Körper drosselt. Besonders die Funktionskreise Lunge, Herz, Magen und Milz können nicht so gut arbeiten, wenn ihnen auf Dauer immer wieder zu wenig Qi zur Verfügung steht. Die Aktivitäten dieser Funktionskreise werden bei anhaltendem oder wiederholtem allgemeinem Qi-Mangel also ein Stück weit gebremst, was wiederum auf einen Qi-Mangel dieser einzelnen Funktionskreise hinausläuft, also auf einen Lungen-Qi-Mangel etc. Natürlich ist ein möglichst konstanter und ausreichend hoher Blutzuckerspiegel nicht die einzige Voraussetzung dafür, dass alle diese Funktionskreise gut arbeiten. Es genügt bei einem Lungen-, Herz- oder Magen-Qi-Mangel ja auch leider nicht, den Blutzuckerspiegel zu heben, um die Symptome zum Verschwinden zu bringen. Dennoch: wenn ein stabiler Blutzuckerspiegel und damit eine gute Versorgung mit Qi im Allgemeinen auch keine *hinreichende* Bedingung für ein starkes Qi der einzelnen Funktionskreise sind, so sind sie doch auf lange Sicht eine *notwendige* Bedingung dafür.

Um den Organismus in Schwung zu bringen, braucht es also eine stabile, verlässliche Zufuhr von Energie, was durch den Verzehr von übermäßig süßen Speisen und Getränken verhindert wird. Vor allem dann, wenn diese in den heutzutage üblichen Mengen auf den Tisch kommen. Die chinesischen Quellen beschreiben zwar bisweilen Zucker und Honig auch als Tonika für die Milz. Dies gilt aber nur für sehr beschränkte Mengen, also für Zucker und Honig als eine Art von Gewürz. Mengen, die heute auch in einer sehr bewussten Ernährung leicht um ein vielfaches überschritten werden.

Was ist zu süß?

Nahrungsmittel, Speisen und Getränke mit einem übermäßig süßen Geschmack schwächen also das Milz-Qi, destabilisieren über das

Milz-Qi das Qi im Allgemeinen und schwächen über das Qi im Allgemeinen wiederum das Qi aller anderen Funktionskreise. Sie sind deshalb bei jeder Art von Qi-Mangel ein großes Problem und so weit wie möglich zu vermeiden. Ähnliches gilt übrigens auch bei Feuchtigkeit.

Um welche Nahrungsmittel handelt es sich genau? Ich denke, wenn wir uns auf der Suche nach übermäßig süßen Nahrungsmitteln neben dem Geschmack auch am Glykämischen Index und an der Glykämischen Last orientieren, liegen wir nicht ganz falsch. Deshalb gilt prinzipiell:

- übermäßig süß sind zunächst einmal Einfach- und Zweifachzucker, die alle unmittelbar süß schmecken, sowie alle Nahrungsmittel, Speisen und Getränke in denen größere Mengen davon enthalten sind: Haushaltszucker, Honig, Malzzucker, Vollrohrzucker, aber zum Beispiel auch Datteln und Rosinen;
- darüber, ob auch Süßungsmittel ohne oder mit sehr wenigen Kalorien wie Stevia, Xylit, Süßstoffe und Zuckeraustauschstoffe allein durch den süßen Geschmack das Qi schwächen, wage ich kein abschließendes Urteil; Studien legen allerdings nahe, dass auch solche Süßungsmittel zu einer Ausschüttung von Insulin und einem Absinken des Blutzuckerspiegel führen können;
- auch komplexe, langkettige Kohlenhydrate (also so genannte Polysaccharide wie Stärke) können die Wirkung von übermäßig süßen Nahrungsmitteln haben, wenn sie zu schnell verdaut und ins Blut aufgenommen werden, wie zum Beispiel bei raffiniertem Mehl, Weißbrot oder Kartoffelpüree;
- die Wirkung von übermäßig süßen Nahrungsmitteln hängt in allen hier genannten Fällen von der aufgenommenen Menge ab; auch raffinierter Zucker ist erst in den heute üblichen Mengen problematisch.

Um das Qi zu stärken kombiniere deshalb stärkehaltige Nahrungsmittel (Getreide allgemein, Mehl, Kartoffel) immer mit Ballaststoffen, Fetten und Eiweißen zu einer möglichst vollständigen Mahlzeit, denn so wird die

Aufnahme der Kohlenhydrate verzögert. Verwende kohlenhydrathaltige Nahrungsmittel außerdem nicht in zu stark verarbeiteten und zu leicht verdaulichen Formen. Vermeide also möglichst Mehle (je feiner gemahlen desto schlechter, je stärker raffiniert desto schlechter), Kartoffelpüree, Cornflakes, weich gekochte Nudeln, weich gekochten weißen Reis. Sowohl Nudeln als auch Reis haben einen spürbar niedrigeren glykämischen Index, wenn sie *al dente* (mit Biss) gekocht werden.

Unter den Rezepten im zweiten Teil des Buches finden sich auch einige für Süßspeisen, in denen natürliche Süßungsmittel wie Vollrohrzucker oder Honig eingesetzt werden. Ich habe diese Rezepte ausgewählt, weil ich ein paar Ideen dazu geben wollte, wie man geschmacklich ausgeglichene Süßspeisen zubereiten kann. Diese Rezepte stellen im Vergleich zu den allgemein üblichen bereits eine Verbesserung dar und sind als Übergang sehr nützlich während einer graduellen Umstellung der eigenen Ernährung. Trotzdem bleiben Süßspeisen – auch solche mit einem weniger übermäßigen Geschmack – bei jeder Form von Qi-Mangel eine problematische Sache und sollten letztendlich so weit wie möglich vermieden werden.

Wie beinahe alles haben auch übermäßig süße Speisen und Getränke nicht nur Schattenseiten, sondern können, richtig eingesetzt, auch sehr wertvoll sein. Zum Beispiel dann, wenn es darum geht, schnell zu Kräften zu kommen. Im folgenden Kapitel werden wir sehen, dass dies beim Frühstück gefragt sein kann, damit man nach dem nächtlichen Fasten schnell wieder fit wird. Auch bei körperlicher Anstrengung sind solche „schnellen Zucker" oft ganz angenehm. Wichtig ist dabei immer, dass die schnellen Kohlenhydrate mit anderen, langsamer verfügbaren Kalorien kombiniert werden, damit neben der schnellen Energie auch eine länger anhaltende Sättigung erreicht wird. Und dass die aufgenommenen Mengen sich in Grenzen halten.

Ein weiterer Vorteil vieler Speisen und Getränke mit einem übermäßig süßen Geschmack ist, dass sie auch dann relativ leicht aufgenommen werden können, wenn die Verdauungsorgane sehr schwach sind oder eine Erkrankung vorliegt. So gilt zum Beispiel ein lange gekochter Reisbrei (siehe Reiscongee im Rezeptteil) als eine schnelle und extrem bekömmliche Quelle für Qi. Eine ähnliche Rolle spielen bei uns das Weißbrot bzw. der Zwieback, allerdings sind diese im Vergleich zum Reisbrei durch den Gehalt an Gluten und Backtriebmittel (vor allem bei frischem Brot) um einiges weniger bekömmlich. Alle diese Speisen können von Kleinkindern und alten Menschen, die meist eine schwache Verdauung haben, am ehesten verdaut werden, ebenso wie während einer akuten oder chronischen Darmerkrankung. In vielen Ländern der Welt werden solche oder ähnliche Speisen zum Frühstück verzehrt, um dadurch schneller wieder zu Kräften zu kommen. Diese Gewohnheit bringt allerdings alle Nachteile eines übermäßig süßen Geschmacks mit sich und ich würde nur dann dazu raten, wenn eine sehr schwache Verdauung es nötig machen.

Suchtpotenzial

Speisen und Getränke mit einem übermäßig süßen Geschmack haben durchaus ein gewisses Suchtpotenzial, vor allem dann, wenn ein Qi-Mangel vorherrscht. Wie es dazu kommt, können wir entweder mit Hilfe der TCM erklären oder in den Worten der Biomedizin.

In der Chinesischen Medizin gilt die Lust auf süß schmeckende und kohlenhydrathaltige Speisen und Getränke als eines der Anzeichen für einen Milz-Qi-Mangel. Der Zusammenhang wird hier so erklärt, dass der süße Geschmack die Milz stärkt und der Organismus deshalb bei einer Schwäche der Milz instinktiv auf diesen Geschmack zurückgreift, um den geschwächten Funktionskreis zu unterstützen. Natürlich wären in so einer Situation *mild* süße Speisen und Getränke die richtige Wahl, also vor allem vollwertige Getreide und Hülsenfrüchte. Der Griff nach *übermäßig* Süßem stellt eine Art Irrtum des Instinktes dar und führt über eine weitere Schwächung des Funktionskreises Milz direkt in einen

Teufelskreis, der sich in immer größerer Lust auf Süßes und einer immer schwächeren Milz zeigt.

Aus der Sicht der Biomedizin hat die Lust auf Süßes hingegen in vielen Fällen mit dem Blutzucker zu tun und erklärt sich durch eine zunächst und kurzfristig stärkende, letztlich aber sehr stark schwächende und destabilisierende Wirkung von Zucker & Co. In den meisten Fällen geht es dabei tatsächlich um sehr kalorienreiche Speisen und Getränke mit vielen leicht verfügbaren Einfach- oder Zweifachzuckern. Die Süßgelüste können sich aber in selteneren Fällen neben Zucker, Honig oder ähnlichem auch auf andere Formen von schnellen Kohlenhydraten richten, wie zum Beispiel auf Kekse, Reiscracker oder Weißbrot.

Wer ein starkes Milz-Qi hat, wird zwar auch manchmal gerne Süßes essen, dabei aber mit aller Wahrscheinlichkeit nicht so maßlos vorgehen und davon vor allem nicht so abhängig werden, wie jemand, dessen Milz nicht ausreichend gefestigt ist. Und hieraus ergibt sich auch die beste Methode, um aus dem Teufelskreis auszusteigen: nämlich über eine nachhaltige Stärkung der Milz. Erfahrungsgemäß genügen einige wenige Wochen mit einer Ernährung, die das Milz-Qi stärkt und stabilisiert, um die Gelüste auf Süßes von einem riesigen Berg auf ein kleines Häufchen schmelzen zu lassen. Gleichzeitig aber ist es wie bei allen Süchten nötig, so weit wie möglich auf alles Süße zu verzichten, damit der Ausstieg aus dem Teufelskreis gut gelingt. Keine leichte Aufgabe, denn diesen Gelüsten zu widerstehen ist um vieles schwieriger, als einen echten Hunger auszuhalten. Es braucht also doch auch eine ordentliche Portion Disziplin und Achtsamkeit, um die aufkommenden Gelüste jeweils rechtzeitig mit einer vernünftigen, Qi stärkenden Mahlzeit abzufangen.

Süßes fürs Gemüt

Ein weiterer wichtiger Aspekt des süßen Geschmacks, der hier kurz beschrieben werden soll, ist seine Fähigkeit zu entspannen, zu harmonisieren und Schmerzen zu verringern. Diese Wirkung betrifft sowohl den Körper, also Muskeln und Sehnen, als auch emotionale Spannungen und seelische Schmerzen. Unglücklich Verliebte sitzen in der Konditorei und kleine Kinder hören auf zu weinen, sowie man ihnen ein Bonbon in den Mund schiebt. Ganz allgemein empfinden viele Menschen nach dem Verzehr von süßen, vor allem kohlenhydrathaltigen Speisen eine besonders zufriedene und entspannte Sattheit. Ein gutes Beispiel dafür ist die Kartoffel, die nach der TCM besonders entspannend und schmerzstillend wirkt, was viele Liebhaber der süßen Knolle auch im Alltag wahrnehmen. Aus der Sicht der TCM ist es also nicht überraschend, wenn bei einem weitgehenden Verzicht auf Kohlenhydrate in der Ernährung, wie dies in einigen modernen Diäten gefordert wird, eine oft unzufriedene oder sogar depressive Stimmung aufkommt.

Nicht in diesem Zusammenhang gehört hingegen die beglückende und durchaus auch süchtig machende Wirkung von Kakao bzw. Schokolade. Sie hat nach der Logik der TCM mehr mit dem Auflösen einer Leber-Qi-Stagnation zu tun, ist unabhängig vom süßen Geschmack und funktioniert deshalb durchaus auch bei Bitterschokolade.

Besonders wertvoll

Getreide und Hülsenfrüchte

Von den Schattenseiten des süßen Geschmacks kommen wir nun zu den süßen Nahrungsmittel, die als echte und unumstrittene Qi-Tonika gelten. In der Chinesischen Ernährungslehre gelten volle Getreide und Hülsenfrüchte als die Nahrungsmittel, die das Qi am besten stärken können. Aus biochemischer Sicht können wir daraus wohl schließen, dass komplexe Kohlenhydrate (also Kohlenhydrate, die nicht unmittelbar süß schmecken) in ihrer natürlichen Kombination mit Eiweißen, Fetten und Ballaststoffen sich dafür am besten eignen. Es ist deshalb nicht verwunderlich, dass diese beiden Nahrungsmittelgruppen fast allen Völkern der Erde als Grundnahrungsmittel dienen.

Für die TCM gibt es dafür neben deren Fähigkeit das Qi zu stärken noch einen weiteren Grund. Getreide und Hülsenfrüchte sind keimfähige Samen, was bedeutet, dass sie auf kleinstem Raum besonders viel „Essenz" mitbringen. Übersetzt in biochemische Begriffe steht dies für eine besonders hohe Dichte an wertvollen Nährstoffen, die während des Keimungsprozesses nochmals zunimmt. Diese Essenz steht aus der Sicht der TCM außerdem für eine Art von Vitalität der Nahrungsmittel und erklärt auch die lange Haltbarkeit von Getreidesamen und Hülsenfrüchten. Ein Weizenkorn bleibt bei guter Lagerung auch nach vielen Jahrzehnten noch keimfähig, was man von einer Kartoffel nicht behaupten kann. Es gelten auch kohlenhydrathaltige Gemüsesorten wie Kürbis, Kartoffel, Süßkartoffel und Yam als Qi tonisierende Nahrungsmittel. Doch spielen sie in einer anderen Liga und sollten Getreide und Hülsenfrüchte in dieser Aufgabe nur ergänzen, nicht ersetzten.

Leider sind es gerade volle Getreide und Hülsenfrüchte, die in den modernen Küchen sehr oft zu kurz kommen. Natürlich sind Getreide und allen voran der Weizen auch heute noch unsere Grundnahrungsmittel. Doch nehmen wir sie vor allem - oft auch ausschließlich - in stark raffinierter Form zu uns, wodurch sie ihre wertvollen Nährwerte zum Großteil verlieren und nach der TCM die Wirkung eines übermäßig süßen Geschmacks erhalten. Diese wundervollen Qi- und Essenz-Tonika wandeln sich deshalb in unserer Ernährung zu Qi-Räubern und stark befeuchtenden Nahrungsmitteln. Wenn so oft der Ruf nach einer kohlenhydratärmeren Ernährung laut wird, so ist dies eine verständliche Reaktion auf die extrem problematischen Formen, in denen Kohlenhydrate heute meist verzehrt werden. Dass Zucker und Weißmehl eine eindeutig negative Wirkung auf die Gesundheit haben, ist auch aus der Sicht der TCM ganz klar. In den allermeisten Fällen wird sich ein Verzicht auf diese Formen von Kohlenhydraten unmittelbar positiv auswirken. Doch es bedeutet, das Kind mit dem Bade auszuschütten, wenn wir deshalb ganz auf Getreide und Hülsenfrüchte verzichten. Stattdessen sollten wir viel eher zu den günstigen Formen von Kohlenhydraten zurückkehren, die weltweit und über Jahrtausende die Basis der menschlichen Ernährung ausgemacht haben und auch in der Ernährung nach der TCM als die Basis der Ernährung gelten.

Wie zubereiten?

Die Zubereitung von vollwertigem Getreide und Hülsenfrüchten ist relativ zeitaufwendig und ihre schlichten Geschmäcker haben unseren überreizten Gaumen auf den ersten Blick nicht so viel zu bieten. Die am stärksten tonisierende Wirkung auf das Qi haben Getreidekörner, wenn sie im ganzen Korn gekocht, also nicht zu Mehl verarbeitet werden. Sie werden dann langsamer verdaut und die Kohlenhydrate erreichen das Blut über einen längeren Zeitraum hinweg. Natürlich stellen im ganzen Korn gekochte Getreidekörner die Verdauung vor eine gewisse Herausforderung, weshalb bei einer Verdauungsschwäche (weiche Stühle, unverdaute Nahrungsreste im Stuhl) wenigstens auf ausreichend lange Kochzeiten und gründliches Kauen geachtet werden sollte. Auch kann man in diesen Fällen auf Getreidesorten zurückgreifen, die weniger Ballaststoffe enthalten bzw. geschält wurden, sowie öfters Gries oder grobe Mehle verwenden.

Sowohl manche Getreidesorten als auch die meisten Hülsenfrüchte sollte man vor dem Kochen einweichen, um die Kochdauer zu verkürzen und die Bekömmlichkeit zu erhöhen. Beim Getreide schadet das Einweichen vor allem bei größeren Körnern nicht, so bei Roggen, Dinkel und Weizen. Beim Getreide wird das Einweichwasser immer auch zum Kochen verwendet, denn es enthält wertvolle Nährstoffe. Die Menge des Kochwassers wird bei Getreide möglichst genau bemessen (bei den meisten Sorten ist es ungefähr das Doppelte vom Volumen des Getreides), sodass am Ende des Kochvorgangs kein überschüssiges Wasser weggeschüttet werden muss. Nach dem Aufkochen wird die Hitze auf das Minimum reduziert und der Topf mit einem Deckel abgedeckt. Besonders locker wird Getreide, wenn man die Kochdauer um einige Minuten verkürzt und das Getreide auf dem ausgeschalteten Herd noch weitere 10 Minuten zugedeckt ziehen lässt, ohne dabei umzurühren.

Bei den Hülsenfrüchten hingegen wird man das Einweichwasser abschütten (es enthält blähungsfördernde Substanzen) und sie mit ausreichend frischem Wasser aufstellen. Die ersten 5 Minuten lässt man Hülsenfrüchte am besten stark und ohne Deckel kochen, wobei man den Schaum abschöpft, der sich bildet, auch dies um Blähungen zu vermindern. Für die restliche Kochzeit wird die Hitze reduziert und ein Deckel auf den Topf gesetzt. Um die Verträglichkeit zu erhöhen, kann man Gewürze mitkochen, zum Beispiel Lorbeer, Kümmel, Fenchel oder

Ingwer. Nur das Salz wird bei Hülsenfrüchten immer erst nach dem Kochen zugegeben.

Das Problem mit dem Gluten

Prinzipiell können zwar alle Getreidesorten als Qi-Tonika gelten, doch gibt es einige Getreide, die in der TCM als besonders stark befeuchtend beschrieben werden und die deshalb vor allem bei einer Milz-Qi-Schwäche mit Ansammlung von Feuchtigkeit Probleme bereiten können. Besonders problematisch in diesem Sinne ist der Weizen, etwas weniger problematisch die mit ihm verwandten Sorten Dinkel, Kamut und Hartweizen. Die diesen Getreidesorten zugeschriebene befeuchtende Wirkung bringt zum Ausdruck, dass sie nicht so leicht verträglich sind und vor allem im Darm (sprich: im Funktionskreis Milz) zu Beschwerden führen können. Für die TCM haben diese Getreidesorten allerdings durchaus auch positive Wirkungen, denn sie sind stärker nährend als die meisten anderen. So gilt Weizen zum Beispiel als ein sehr gutes Yin-Tonikum und Weizengras ist ein wunderbares Mittel, um Yin und Blut zu nähren.

Was die TCM vor Tausenden von Jahren allein aus Beobachtungen geschlossen hat, können wir aus biomedizinischer Sicht wenigstens zum Teil durch den Glutengehalt dieser Getreidesorten erklären. Natürlich kann man die befeuchtende Wirkung von Weizen nicht alleine auf das Gluten zurückführen, doch scheint Gluten in den heute und hierzulande üblichen Mengen eine rechte Herausforderung für die Milz zu sein, und dies wohlgemerkt auch bei Menschen, die nicht unter Zöliakie leiden. Auch für alle anderen Menschen nämlich wirken Weizen & Co. sehr viel stärker befeuchtend als andere Getreide. Einen Unterschied scheint es zu machen, ob die Getreide in Form von Mehl verarbeitet oder aber im ganzen Korn oder gar gekeimt verwendet werden. Die größeren Probleme im Darm macht eindeutig das Mehl, besonders dann, wenn es industriell vermahlen und raffiniert ist. Außerdem spielen wie immer die Mengen, in denen Weizenmehl konsumiert wird, eine entscheidende Rolle und die sind in sehr vielen Fällen schlicht und einfach gewaltig. Wie in den meisten Fällen ergibt sich die negative Wirkung von Weizen also aus mehreren Faktoren, nicht aus einem einzigen. Ich denke deshalb, es ist falsch und unnötig, Weizen oder Gluten prinzipiell zu dämonisieren. Mit Sicherheit sinnvoll ist es, bei einer Schwäche des Milz-Qi und der Tendenz zu Feuchtigkeit oder Feuchte-Hitze in der Milz mit glutenhaltigen Getreidesorten zurückhaltender zu sein. Im Zweifelsfall (und nach dem Ausschluss von Zöliakie) kann man durch das Einhalten einer mindestens zweiwöchigen Karenzzeit testen, ob die gesundheitlichen Probleme sich durch einen Verzicht auf Weizen oder Gluten positiv beeinflussen lassen und dann die Ernährung entsprechend umstellen.

Keime - kleine Kraftpakete

Um volle Getreide und Hülsenfrüchte noch nahrhafter und leichter verdaulich zu machen, kann man sie vor dem Kochen keimen lassen. Der Keimprozess erleichtert die Verdauung von Getreiden und Hülsenfrüchten ungemein, denn die dabei freigesetzten Enzyme beginnen bereits mit der Verdauung und kommen Magen und Milz so ein Stück weit entgegen. In der Chinesischen Kräuterheilkunde werden gekeimte Hirse, Gerste oder Reis unter anderem als Verdauungshilfen eingesetzt, vor allem wenn die Verdauung von kohlenhydrathaltigen Speisen Schwierigkeiten bereitet. Nach der TCM besitzen diese Getreidekeime die Fähigkeit, Nahrungsstagnation zu lösen. Diese Küchenheilkräuter werden daher im Band über die Stagnation genauer beschrieben.

Gekeimte Getreide und Hülsenfrüchte behalten ihre Qi tonisierende Wirkung natürlich bei, doch besitzen sie daneben viele weitere interessante Eigenschaften. Prinzipiell kann man sagen, dass Getreide und alle anderen keimfähigen Samen durch das Keimen meist eine stärker kühlende thermische Wirkung erhalten. Es ist also wenigstens für Menschen mit Anzeichen von Kälte oder Yang-Mangel durchaus sinnvoll, die Keime und Sprossen kurz zu kochen. Durch das Keimen erhalten die Kerne außerdem einen zusätzlichen scharfen Geschmack, der nicht unbedingt als Geschmack auf der Zunge wahrnehmbar ist, sondern mehr durch ihre dynamisierende, Stagnation lösende Wirkung. Außerdem besitzen die Sprossen und Keime einen Bezug zur Wandlungsphase Holz und zum Funktionskreis Leber, der sich nach den Fünf Wandlungsphasen durch die grüne Farbe und den Prozess des Keimens erklärt.

Die Vorgehensweise beim Keimen ist immer dieselbe für alle Getreide und Hülsenfrüchte, was variiert sind die Zeiten. Erst werden Getreide und Hülsenfrüchte einige Stunden bis eine Nacht lang in ausreichend Wasser eingeweicht, anschließend spült man die Saaten und gießt das Wasser dann ab. In dieser zweiten Phase sollen sie zwar feucht sein, aber nicht im Wasser liegen, außerdem eignet sich ein dunkler Ort besser zum Keimen. Man spült die Samen weiterhin zwei- bis dreimal täglich und wartet ab. Je nach Sorte erscheint der Keim bereits nach wenigen Stunden oder nach einigen Tagen. Die Keime können ganz nach Geschmack und Verwendungszweck geerntet werden, sobald die Körner sich öffnen, wenn der Keim die Länge des Korns erreicht oder auch bereits etwas länger ist. Je länger man mit dem Ernten wartet, desto größer wird allerdings die Gefahr, dass sich auf einzelnen nicht gekeimten Kernen Schimmel bildet. Will man längere Sprossen ziehen, ist es außerdem besser, Sprossengärten zu verwenden, in denen diese ungestört nebeneinander wachsen können. Achtung: sehr wichtig ist die Qualität des Wassers (nicht gechlort und ohne chemische Zusatze) sowie die Frische und gute Keimfähigkeit der verwendeten Saaten. Genauere Beschreibungen und Tabellen mit der Keimdauer finden sich im Internet und in sehr vielen einschlägigen Publikationen.

Der fade Geschmack

Dem süßen Geschmack wird in der TCM ein weiterer Geschmack untergeordnet: der fade Geschmack. Bei den Heilkräutern wird zwischen süß und fad unterschieden, was die Nahrungsmittel anbelangt meistens nicht. Dennoch kann dieser Geschmack auch in der Ernährung eine wichtige Rolle spielen und zwar vor allem in den Situationen, in denen gleichzeitig ein Milz-Qi-Mangel und eine Ansammlung von Feuchtigkeit vorhanden sind.

Die Hauptwirkung des faden Geschmacks ist das Ausleiten von Feuchtigkeit, zumeist über eine vermehrte Harnausscheidung. In dieser Wirkung ähneln die faden Nahrungsmittel denen mit einem bitteren Geschmack, allerdings mit einem wichtigen Unterschied: bittere Nahrungsmittel lenken das Qi nach unten, fade hingegen halten es. Bitter-ausleitende Nahrungsmittel können erfrischend oder kalt sein wie Löwenzahn, bittere Blattsalate und Grüntee, oder – seltener – wärmend wie Kaffee. In allen Fällen aber kann die absenkende Wirkung ein bereits schwaches Milz-Qi zusätzlich verletzen, was zu chronischen Durchfällen, einem nach unten ziehenden Gefühl im Bauchraum oder gar einem Organvorfall führen kann. All dies sind Symptome für ein übermäßig starkes Absinken des Milz-Qi, wie sie bei dem Muster „Das Milz-Qi sinkt ab" auftreten. Tatsächlich gibt es bei einer Schwäche der Milz sehr oft eine starke Tendenz zum Sinken des Qi und der bittere Geschmack ist da sehr ungünstig. Fade Nahrungsmittel hingegen vermögen nicht nur Feuchtigkeit auszuleiten, sondern stützen durch ihren im Grunde süßen Geschmack das Qi und ganz besonders das Qi der Milz. Eine perfekte Kombination also für die besagten Muster.

Wie gesagt, bleibt die Zuordnung des faden Geschmacks im Bereich der Nahrungsmittel leider etwas ungefähr. Die fade Wirkung ist hier meist nicht stark genug, als dass die Nahrungsmittel entsprechend klassifiziert worden wären. Es ist aber trotzdem eine Tatsache, dass neben bitteren auch süß schmeckende Nahrungsmittel trocknen und Feuchtigkeit ausleiten können. Nachfolgend deshalb eine Liste von

Nahrungsmitteln, deren Wirkung im weitesten Sinne mit der des faden Geschmacks übereinstimmt.

Nahrungsmittel, die einen faden Geschmack haben oder in ihrer Wirkung diesem Geschmack nahe kommen

Getreide	Buchweizen, Gerste, Hiobstränensamen, Hirse, Mais, Reis
Hülsenfrüchte	alle Hülsenfrüchte, besonders Azukibohne, Saubohne, Kidneybohne, weiße Bohne
Gemüse	die allermeisten Speisepilze haben eine Wirkung, die dem faden Geschmack in etwa entspricht
Obst	-
Nüsse, Samen	-
Fleisch	-
Fisch, Meeresfrüchte	-
Milchprodukte, Eier	-
Würzmittel	
Getränke	Maishaartee
besondere	Hiobstränensamen (*yiyiren*), Poria (*fuling*)

Etwas vom Tier

Der Konsum von Fleisch und generell von Nahrungsmitteln tierischer Herkunft ist bei einem Qi-Mangel nicht unbedingt nötig. Getreide und Hülsenfrüchte, die wichtigsten Qi-Tonika, sind pflanzlicher Herkunft. Vegetarier und Veganer entwickeln häufig einen Blut- oder einen Yang-Mangel, aber nur sehr selten einen Qi-Mangel. Allerdings ist ein mäßiger Fleischkonsum bei einem Qi-Mangel eine große Hilfe, wohl zum Teil deshalb, weil auf dem Umweg über das Blut und das Yang damit auch das Qi sehr effektiv unterstützt werden kann. Beinahe alle Nahrungsmittel tierischen Ursprungs können dabei helfen, das Qi zu stärken, insbesondere alle Arten von Fleisch und Fisch (sowohl Süß- als auch Salzwasserfische), außerdem Eier und in einem geringeren Ausmaß auch Käse. Diese Nahrungsmittel sollten die Getreide, was den Qi-Aufbau betrifft, ergänzen und begleiten aber niemals ersetzen.

Fleisch, Fisch und Eier gelten in der chinesischen Ernährungslehre zwar als sehr hochwertige und schwer ersetzbare Nahrungsmittel, gleichzeitig aber auch als relativ problematisch und schwer verdaubar. Dies gilt mehr für Fleisch als für Fisch und Eier, und natürlich umso mehr bei den heutigen Belastungen dieser Nahrungsmittel durch Medikamente und Umweltgifte als in der chinesischen Vergangenheit. Die Grundregeln für den Konsum dieser Nahrungsmittel sollten daher sein: nie an der Qualität sparen, dafür aber die Quantität stark einschränken. Das heißt konkret, Eier, Fisch und Fleisch sollten immer so frisch und unbelastet wie möglich sein. Wenn bio irgendwo wirklich wichtig ist, dann bei den tierischen Nahrungsmitteln. Andererseits genügen im Normalfall 3-4 kleine Portionen von 70-80 Gramm pro Woche. Gerade bei einem schwachen Qi ist es wichtig, das Verdauungssystem nicht mit zu vielen schwer verdaubaren tierischen Nahrungsmitteln zu belasten. In den Rezepten zur Stärkung des Qi spielen Fleisch und Fisch deshalb nicht die Hauptrolle, sondern ergänzen und unterstützen andere Nahrungsmittel.

Um die Bekömmlichkeit von Fleisch zu verbessern, wird es in der chinesischen Tradition meist klein geschnitten, fasciert oder vor dem Kochen mariniert. Für das Marinieren können wir ganz nach der chinesischen Art Sojasoße und Reiswein verwenden, aber mit Essig, Wein oder Zitronensaft auch auf westliche Küchentraditionen zurückgreifen. Gebratenes Fleisch findet man in der chinesischen Heilküche nicht so oft (im Unterschied zur „normalen" chinesischen Küche), dagegen wird das Fleisch sehr oft in Form von Suppen oder Brühen zubereitet. Von zentraler Bedeutung und sehr beliebt für den gleichzeitigen Aufbau von Qi und Blut sind Fleischsuppen, die ganz nach Notwendigkeit mit verschiedenen Heilkräutern aufgepeppt werden können. Die teils sehr langen Kochzeiten dieser Fleischsuppen verbessern vor allem die nährende Wirkung auf das Blut. Eine etwas aufwändige Methode, um die Verträglichkeit von Fleisch in Suppen und Brühen zu verbessern, ist nach der chinesischen Ernährungslehre, das Fleisch zuerst wenige Minuten in kochendes Wasser zu geben und die Suppe dann ein zweites Mal mit frischem Wasser anzusetzen.

Die erste Tageshälfte

Morgens Qi und Yang aktivieren

Der Organismus als Ganzes und jeder einzelne Funktionskreis sind nicht Tag und Nacht gleich aktiv. Phasen von mehr und stärker nach außen gerichteter Aktivität wechseln sich mit Phasen ab, in denen die Aktivität abnimmt bzw. sich mehr nach innen richtet. Solche Phasen werden in der TCM als Yang bzw. als Yin beschrieben. Wie sich aus dem natürlichen Schlaf-Wach-Rhythmus leicht ablesen lässt, sind die Nachtstunden eine Zeit, in der das Yin vorherrscht. Morgens steht der Organismus demnach vor der Aufgabe, das Yang erneut hochzufahren und das Qi zu aktivieren. Nach den Beobachtungen der TCM ist dies ein Prozess, der bereits in den frühen Morgenstunden und noch während des Schlafs beginnt, beim Aufwachen also bereits recht weit fortgeschritten sein sollte. Zumal dann, wenn man spontan erwacht (wie es sein sollte) und nicht vom Wecker aus tiefem Schlaf gerissen wird. Menschen mit einer Schwäche von Qi und Yang fühlen sich oft gerade in den ersten Morgenstunden besonders müde oder schlapp.

Andererseits ist dies aber auch die weitaus beste Tageszeit, um Qi und Yang zu stärken, weil wir dabei dem Rhythmus der Natur folgen. Der Wechsel zwischen Yin und Yang im Tagesablauf funktioniert wie eine Schaukel: je höher sie schwingt, desto besser. Je stärker das Yang tagsüber aktiviert wird, desto besser kann das Yin sich nachts durchsetzen und umgekehrt. Der Morgen und der Vormittag sind die beste Zeit, um diese Schaukel in Richtung Yang in Schwung zu bringen. In den Nachmittagsstunden und abends hingegen schwingt die Schaukel normalerweise langsam wieder zurück in Richtung Yin. Dann sollten Qi und Yang nicht mehr zu stark aktiviert oder unterstützt werden. Zum einen greifen aktivierende Maßnahmen in der zweiten Tageshälfte sehr viel weniger, jedenfalls dann, wenn man einem normalen Tagesrhythmus nachgeht und nicht etwa nachts arbeitet. Zum anderen können solche Maßnahmen zu spät am Tag auch den Nachtschlaf beeinträchtigen, weil sie den abendlich-nächtlichen Wechsel ins Yin stören.

Es ist also bei einem Qi-Mangel besonders wichtig, Qi und Yang *morgens* zu stärken und dafür gibt es verschiedene Möglichkeiten. Eine gute Methode ist eine leichte, nicht zu anstrengende körperliche Betätigung, die Kreislauf und Durchblutung in Schwung bringt. Es ist dabei nicht nötig, sich sehr anzustrengen oder gar zu verausgaben. Es genügt, das Qi in Bewegung zu bringen, was man daran merkt, dass der Körper von innen her warm wird, sich durchlässiger anfühlt und man leicht zu schwitzen beginnt. Sich ausgiebig zu strecken und zu räkeln ist eine gute Art, den Körper morgens zu aktivieren, ebenso eine kurze Klopfmassage. Auch eine tiefe und bewusste Atmung kann das Yang aktivieren, vor allem dann, wenn dabei die Einatmung besonders betont wird. Außerdem kann auch der Einsatz von Kältereizen, zum Beispiel durch eine kalte Dusche, das Yang stärken und das Qi aktivieren. Wichtig beim Einsatz von Kälte ist aber, dass dies immer bei einem ausreichend warmen Körper geschieht und dass die Kältereize sich von der Peripherie in Richtung Zentrum bewegen, also nicht unmittelbar die Kernzonen des Körpers treffen. Andernfalls besteht das Risiko, dass die Kälte selbst in das Körperinnere eindringt, statt das Yang dorthin zu treiben und es so zu stärken.

Ausreichend frühstücken

Eine besonders gute Gelegenheit, um Qi und Yang morgens zu aktivieren, ist das Frühstück. Wichtig ist dabei, dass wenigstens einer der beiden Aspekte des Yang unterstützt werden: Wärme und Bewegung.

Beim Frühstück kann dies durch eine insgesamt wärmende Wirkung, durch yangisierende Kochmethoden (sprich: das Kochen mit Hitze) und den Einsatz von wärmenden, bewegenden Kräutern und Gewürzen erreicht werden. Ungünstig zum Frühstück – aber leider sehr weit verbreitet – sind hingegen rohes Obst, Joghurt oder Fruchtsäfte, weil sie durch den sauren Geschmack und die kühlende und befeuchtende Wirkung das aufsteigende Yang stark dämpfen.

Das Frühstück sollte auch ausreichend und sättigend sein. „Iss morgens wie ein Kaiser, mittags wie ein König und abends wie ein Bettelmann." Sprichwörter wie dieses erinnern daran, dass das Frühstück in früheren Zeiten auch hierzulande eine der Hauptmahlzeiten, wenn nicht überhaupt die Hauptmahlzeit war. In vielen Gegenden der Erde ist dies auch heute noch so. In Europa hingegen, und hier wohl mehr in südlichen als in nördlichen Ländern, hat das Frühstück sehr stark an Bedeutung eingebüßt. Aus der Sicht der TCM ist dies eine extrem ungesunde Entwicklung.

Wie wir bereits angedeutet haben, ist es für eine Aktivierung des Qi notwendig, dass ausreichend Energie in Form eines möglichst konstanten Blutzuckerspiegels zur Verfügung steht. In den allermeisten Fällen heißt es zum Frühstück also erst einmal auftanken, denn über Nacht sinkt der Blutzuckerspiegel ab. Das Frühstück ist idealerweise also tatsächlich ein Fastenbrechen, wie es das englische *breakfast* andeutet. Deshalb ist es bei einem gesunden und kräftigen Verdauungssystem normal, dass man morgens ordentlichen Hunger verspürt. Ist dies nicht der Fall, so hat es erfahrungsgemäß in den allermeisten Fällen damit zu tun, dass einem ein zu spätes, zu schwer verdauliches Abendessen in den Morgenstunden noch halb verdaut auf dem Magen liegt. Die Verweildauer von schweren, fetten Speisen im Magen beträgt bis zu 7 und mehr Stunden, reicht bei einem späten Abendessen also mitten in den tiefsten Nachtschlaf. Weil Schlafen und Verdauen (ersteres ein Yin-Prozess, letzteres ein Yang-Prozess) sich nicht miteinander vertragen, verschleppt der Organismus die Verdauung dann gerne bis zum nächsten Morgen. Frühstück braucht er dann natürlich keines mehr.

Ein ideales Frühstück sollte uns also ausreichend Qi, sprich Energie liefern. Volles Getreide, Hülsenfrüchte, Fisch, Fleisch und Eier, Nüsse, gekochtes Gemüse oder Obst... im Prinzip gibt es nicht viel, was sich nicht zu einem kräftigenden Frühstück eignet. Wichtig ist, dass es sich um eine möglichst vollständige, sättigende und wärmende Mahlzeit handelt. Für Hardliner kommen durchaus auch Gulasch oder *chili con carne* in Frage, doch gibt es unzählige andere Möglichkeiten und im zweiten Teil des Bandes stelle ich einige davon vor.

Ungünstig zum Frühstück sind vor allem Zuckersüßes, Brot (vor allem weißes), Cornflakes oder süße Mehlspeisen, weil sie durch die allzu schnellen Zucker das Milz-Qi schwächen und so die Bereitstellung von Qi erschweren. Wenn wir zum Frühstück zu solchen schnellen Kohlenhydraten greifen, entsteht über den Tag hin leicht ein Auf und Ab zwischen Phasen mit einem zu hohen und dann zu niedrigen Blutzuckerspiegel, eine Berg- und Talfahrt die von Heißhunger auf Süßes und Bedarf nach Kaffee in Schwung gehalten wird. Plagt einen morgens der Hunger und die Lust auf Süßes (eine logische Konsequenz des niedrigen Blutzuckerspiegels), so kann man zwar *auch* kleine Mengen von Nahrungsmittel verwenden, die rasch Energie geben, sollte sie aber unbedingt mit anderen kombinieren, die zu einer langanhaltenden Sättigung führen.

Das Frühstück macht nicht dick

In China sagt man, frühstücken macht nicht dick. Aus der Sicht der TCM kann man das recht einfach erklären. In der ersten Tageshälfte ist das Yang stärker, unser Körper normalerweise aktiver und wärmer. Alles, was wir in dieser Zeit essen, wird mit sehr viel größerer Wahrscheinlichkeit in Qi umgewandelt und verbrannt. Was wir in der Yin-Zeit am späten Nachmittag und Abend essen, bleibt dagegen sehr viel wahrscheinlicher als Substanz erhalten, vermehrt also im positiven Sinne

Blut und Körperflüssigkeiten, im negativen Sinne aber auch Feuchtigkeit, sprich (unter anderem) Übergewicht. In der TCM gilt außerdem, dass die Funktionskreise Milz und Magen in den Morgenstunden zwischen 7 und 11 Uhr besonders stark sind. Das bedeutet, dass die Verdauung und die Umwandlung von Speisen und Getränken zu dieser Tageszeit besonders gut funktionieren, es also nicht so leicht zur Ansammlung von Feuchtigkeit kommt.

Genau das Gegenteil von all dem kann man über das Abendessen sagen. Das Abendessen macht dick, denn es fällt (bei einem normalen Tagesablauf) in eine Yin-Zeit, weshalb die enthaltenen Nährstoffe eher als Substanz erhalten bleiben, als in Energie umgesetzt werden. Zudem ist das Qi von Milz und Magen zwischen 19 und 23 Uhr besonders schwach, weshalb bei einer unvollständigen Umwandlung von Speisen und Getränken sehr viel mehr Feuchtigkeit entsteht.

In Bezug auf einen Qi-Mangel gilt also: je mehr zum Frühstück und je weniger zum Abendessen gegessen wird, desto mehr Qi entsteht aus der Nahrung und desto weniger Feuchtigkeit. Gerade bei einem Milz-Qi-Mangel ist ein ausreichendes, sättigendes Frühstück das A und O der richtigen Ernährung.

Nicht hungern

Das Qi ist sozusagen der Kraftstoff im Organismus. Es braucht Qi, um aktive Prozesse auszuführen. Alles was mit Denken, Bewegung, Transport, Umwandlung, Wärme und Abwehr zu tun hat, hängt von einer ausreichenden Bereitstellung von Qi ab. Ein Qi-Mangel in einem einzelnen Funktionskreis beeinträchtigt deshalb immer dessen aktive Funktionen. Alle aktiven Prozesse laufen bei diesen Mustern langsamer, sparsamer, unvollständiger ab. Eine solche Unterfunktion in einem einzelnen Funktionskreis kann dabei auch in der Folge eines allgemeinen Qi-Mangels entstehen. Steht dem Organismus immer wieder oder auf

Dauer weniger Qi zur Verfügung, so wird er manche aktiven Funktionen ein Stück weit drosseln, die Verdauung zum Beispiel, den Kreislauf oder die Immunabwehr. Einzelne Funktionskreise schalten dann sozusagen in einen Sparmodus und was sich daraus ergibt, ist ein spezifischer Qi-Mangel, je nachdem von Magen, Lunge, Herz... Je nach Alter und Konstitution kann ein solcher Sparmodus das innere Gleichgewicht auch anhaltend beeinflussen, dann kommt es zu einer nachhaltigen Schwächung der Yang-Wurzel. Der Organismus bremst.

Um das Qi der einzelnen Funktionskreise zu stärken und zu aktivieren, ist es deshalb extrem wichtig, für eine ausreichende und möglichst konstante Bereitstellung von Qi im Allgemeinen zu sorgen. Das gilt vor allem für Menschen, deren Yang-Wurzel bereits geschwächt ist. Diese ausreichende Bereitstellung von Qi hängt nach der TCM vom Funktionskreis Milz ab und hier wiederum von der Aufnahme von Qi tonisierenden Speisen und Getränken, also in anderen Worten von ausreichend Kalorien. Hunger oder hypokalorische Diäten haben selbstverständlich einen schlechten Einfluss auf die Bereitstellung von Qi durch die Milz. Ebenso störend können sich wiederholte hohe Insulinspiegel auswirken, wie sie in der Folge von allzu „schnellen" Kohlenhydraten vorkommen. In beiden Fällen reagiert der Organismus auf die Unterversorgung oft mit einem Drosseln seiner Aktivität. Dies gilt vor allem für Menschen mit einer bereits schwachen Yang-Wurzel, denn bei Menschen, die über ein starkes Nieren-Yang verfügen, springt dieser Funktionskreis im Notfall ein und ersetzt des Qi von Seiten der Milz durch Reserven, die durch Stresshormone freigegeben werden.

Hunger oder eine ungenügende Nahrungsaufnahme (wie gesagt in Bezug auf die Kalorien) lenken das innere Gleichgewicht des Organismus also in Richtung Yin. Wenn das Fasten, der Hunger, der Unterzucker in eine Yang-Phase fallen, also zum Beispiel in die erste Tageshälfte bis in den Nachmittag hinein, können sie sich besonders negativ auf das innere Gleichgewicht auswirken und das Yang stark bremsen. In diesem Sinne also gilt: wer das Qi (und das Yang) stärken und aktivieren will, muss satt sein und bleiben. Wenigstens von morgens bis zum frühen Nachmittag.

Das Qi unterstützen

Nicht kühlen

Eine Möglichkeit, um das Qi zu stärken, ist, es in seinen Aufgaben zu unterstützen. Die Funktionen des Qi im Körper haben mit Wärme, Bewegung und Transport zu tun und in jedem dieser drei Bereiche gibt es viele Möglichkeiten, es zu unterstützen.

Wenn es um Wärme geht, so ist es in der Ernährung zunächst einmal sehr wichtig, übermäßig kühlende Speisen und Getränke zu vermeiden. Eine kühlende Wirkung haben alle Speisen und Getränke, die gekühlt oder kalt in den Magen gelangen. Diese Wirkung richtet sich vorrangig auf Magen und Milz, die beiden Funktionskreise, mit denen die kalten Speisen und Getränke unmittelbar in Kontakt kommen. Alles, was kalt ist, muss erst einmal erwärmt werden und das kostet diese Funktionskreise viel Kraft, eine Kraft, die dann für die Verdauung nicht mehr zur Verfügung steht. Aus einem anderen Winkel betrachtet sind Magen und Darm letztlich Muskeln und die wollen, wie jeder Sportler weiß, vor jedem Einsatz gewärmt und nicht gekühlt werden. Die schwächende Wirkung kalter Getränke wird deshalb noch verstärkt, wenn sie zu den Mahlzeiten konsumiert werden, also gerade dann, wenn sich das Milz- und Magen-Qi voll entfalten sollte. Es ist bei einem Qi-Mangel dieser Funktionskreise also besonders wichtig, Speisen und Getränke immer mindestens auf Raumtemperatur zu erwärmen oder sie besser noch warm zu sich zu nehmen.

Eine vergleichbar kühlende Wirkung haben aus der Sicht der TCM auch Nahrungsmittel mit einer erfrischenden oder kalten thermischen Wirkung. Dabei geht es allerdings nicht um die Grad Celsius, denn diese Art der kühlenden Wirkung bleibt wenigstens zum Teil auch nach dem Erwärmen oder Kochen erhalten. Zudem richtet sich die kühlende Wirkung dieser Nahrungsmittel nicht immer nur auf die Funktionskreise Magen und Milz. Manche dieser Nahrungsmittel können auch gezielt andere Funktionskreise kühlen, im positiven Sinne natürlich auch pathologische Hitze aus ihnen ausleiten. Verwendet man kühle Nahrungsmittel mit etwas Zurückhaltung und kalte äußerst sparsam, so ergibt sich daraus eine Ernährung, die sich vor allem an neutrale, warme und in geringen Mengen auch heiße Nahrungsmittel hält. Eine solche, insgesamt leicht wärmende thermische Ausrichtung ist bei einem Qi-Mangel ideal.

Hier eine Übersicht über kühlende Nahrungsmittel, welche für eine Unterstützung des Qi eingeschränkt konsumiert bzw. durch die Kombination mit wärmenden Zutaten oder den Einsatz wärmender Kochmethoden „yangisiert" werden sollten.

Nahrungsmittel, die besonders stark kühlen

Getreide	Weizenkleie, gekeimter Weizen
Hülsenfrüchte	Mungbohnensprossen, Tofu
Gemüse	Agaragar, Bambussprossen, Chicorée, Chinakohl, Endivie, Gurke, Löwenzahn, alle Meeresalgen, Tomate
Obst	Banane, Grapefruit, Honigmelone, Maulbeere, Sanddorn, Wassermelone, Zitrone
Nüsse, Samen	-
Fleisch	Pferd, Schnecke
Fisch, Meeresfrüchte	Venusmuschel
Milchprodukte, Eier	Joghurt
Würzmittel	-
Getränke	viele Fruchtsäfte, Grüntee

Wärmen

Ein ebenso wichtiger Ratschlag ist es natürlich, zu wärmen. Eine sehr einfach umsetzbare Maßnahme in diesem Sinne ist es, über den Tag verteilt immer wieder etwas Warmes zu trinken. Mit jedem Schluck warmem Getränk werden vor allem die beiden Funktionskreise Magen und Milz gewärmt und stimuliert, deren Blut- und Qi-Zirkulation wird verbessert und ihre Aktivitäten werden angekurbelt. Handelt es sich bei dem warmen Getränk um einen Tee aus aromatischen Kräutern oder Gewürzen, ist die stimulierende und tonisierende Wirkung noch stärker.

Ähnlich wie beim Kühlen spielt auch beim Wärmen neben der Temperatur von Speisen und Getränken deren thermische Wirkung eine große Rolle. Die thermische Wirkung wird von der Zubereitung der Nahrungsmittel nur ein Stück weit beeinflusst (Chili wärmt auch, wenn man es als Speiseeis zu sich nimmt) und richtet sich auf unterschiedliche Funktionskreise. Es ist also nach der TCM durchaus möglich, gezielt den Funktionskreis Lunge zu wärmen (zum Beispiel mit Thymian oder Senf) oder aber den Funktionskreis Niere (zum Beispiel mit Zimt oder Lammfleisch). Dieses Thema ist bei einem Yang-Mangel sehr wichtig, bei einem Qi-Mangel hingegen steht die Kälteproblematik meist nicht im Vordergrund. Deshalb kommt es bei einem Qi-Mangel vor allem darauf an, in der Ernährung *insgesamt* eine leicht wärmende Richtung einzuhalten, um das Qi zu unterstützen.

Im Folgenden eine Liste mit Nahrungsmitteln, die besonders stark wärmen und daher bei einem Qi-Mangel häufiger verwendet werden sollten.

Nahrungsmittel, die besonders stark wärmen

Getreide	-
Hülsenfrüchte	-
Gemüse	die gesamte Zwiebelfamilie, Fenchel, Paprika
Obst	Dattel
Nüsse, Samen	Pistazie, Walnuss

Fleisch	Hirsch, Huhn, Lamm, Schaf, Ziege, Rind
Fisch, Meeresfrüchte	Jakobsmuschel, alle Krustentiere, Sardine, Sardelle
Milchprodukte, Eier	Schafs- und Ziegenkäse (je reifer desto wärmender), Schafs- und Ziegenmilch
Würzmittel	Anis, Basilikum, Chili, Dill, Fenchelsamen, Gewürznelke, Ingwer (noch stärker wenn getrocknet), Kaper, Kardamom, Muskatnuss, Pfeffer, Rosmarin, Schnittlauch, Senf, Sojaöl, Sternanis, Thymian, Wacholder, Zimt
Getränke	Getreidekaffee, Rotwein

Würzen

Das Qi vermittelt nicht nur die Wärme, es spielt auch eine absolut zentrale Rolle, was Bewegung und Transport von Substanzen angeht. Das Qi bewegt sich selbst, außerdem transportiert und kontrolliert es das Blut, die Körperflüssigkeiten und natürlich auch unreine Substanzen wie Stuhl und Urin. Wenn wir also insgesamt für mehr Dynamik im Organismus sorgen, können wir das Qi in diesen seinen Aufgaben unterstützen.

In der Ernährung gelingt diese Dynamisierung vor allem durch Nahrungsmittel mit einem scharfen Geschmack. Allerdings muss man hier eine wichtige Unterscheidung machen. Als scharf gelten alle Nahrungsmittel, die eine bewegende, Stagnation lösende Wirkung haben, die das Qi (und über das Qi auch das Blut) nach außen, unter die Körperoberfläche und nach oben bewegen. Durch die Bewegung des Qi an die Körperoberfläche haben sehr viele scharfe Nahrungsmittel auch eine schweißtreibende Wirkung. Diese klassischen scharfen und schweißtreibenden Nahrungsmittel (Chili, frischer Ingwer, Knoblauch, Frühlingszwiebel, Schnittlauch, Superalkoholika…) unterstützen zwar das Qi in seiner Dynamizität, doch müssen sie bei einem Qi-Mangel trotzdem mit Vorsicht verwendet werden. Da sie das Qi bewegen und an die Körperoberfläche bringen, zerstreuen sie es gleichzeitig auch und können so einen Qi-Mangel noch verstärken. Sie eignen sich also sehr gut bei einer Qi-Stagnation, aber nur eingeschränkt bei einem Qi-Mangel. Man denke daran, wie man sich nach einem Saunagang fühlt, dessen Wirkung mit der von scharfen und schweißtreibenden Nahrungsmittel verglichen werden kann: man ist entspannt und der Körper gut durchblutet (keine Qi-Stagnation mehr), aber man ist auch müde und durch das Schwitzen leicht ausgekühlt (Qi und Yang sind verloren gegangen). Aus demselben Grund kann eine Person mit einem klaren Qi-Mangel sich nach einem scharfen Essen besonders müde fühlen.

Diese Einschränkungen gelten allerdings nicht für alle als scharf klassifizierten Nahrungsmittel gleichermaßen. „Scharf" beschreibt nicht nur die klassisch scharfen Gewürze wie Chili & Co. Was scharf ist, wird in der TCM durch die dynamisierende Wirkung definiert, nicht allein durch den scharfen Geschmack auf der Zunge. So ist es durchaus sinnvoll, dem scharfen Geschmack eine weitere Geschmacksrichtung unterzuordnen: den aromatischen Geschmack. Nahrungsmittel mit einem aromatischen Geschmack werden in der TCM nicht eigens gekennzeichnet und gelten daher durchwegs als scharf, ihre Wirkung ist aber dennoch eine etwas andere. Sie bewegen das Qi nicht so sehr nach außen, als dass sie vielmehr die Bewegung und Dynamizität im Körperinneren selbst verstärken und verbessern. Diese Wirkung kommt ganz besonders der Verdauung zugute, denn verdauen bedeutet, große Mengen träger Substanzen von hier nach dort zu schaffen, und das fällt in einem insgesamt trägen Organismus sehr viel schwerer. Aromatische Nahrungsmittel sind ganz besonders wichtig, wenn es darum geht, ein schwaches Milz-Qi zu unterstützen. Über die Milz wirken sie dann indirekt auch gegen die Ansammlung von Feuchtigkeit und stärken ein schwaches Lungen- und Magen-Qi.

Aromatische Nahrungsmittel erkennt man ganz einfach daran, dass ihr Duft aufsteigt und unserer Nase entgegenkommt, während der scharfe Geschmack erst durch den Kontakt mit der Mundschleimhaut oder der Zunge erfahrbar wird. Nach der TCM ist das Aufsteigen des Aromas ein Zeichen für die Bewegung, die der aromatische Geschmack in den Organismus bringt, und durch die er das aufsteigende Qi der Milz unterstützt. Im Unterschied zu den klassisch scharfen Nahrungsmitteln sind die aromatischen bei einem Qi-Mangel nicht problematisch, weil sie das Qi nicht so stark zerstreuen. Es ist demnach sehr vorteilhaft, wenn man bei einem Qi-Mangel (vor allem der Milz) versucht, die scharfen Gewürze so weit wie möglich durch aromatische Kräuter und Gewürze zu ersetzen. Die Unterscheidung zwischen scharfen und aromatischen Nahrungsmitteln ist allerdings nicht ganz einfach, denn sehr oft überschneiden sich die beiden Geschmäcker.

Aromatische Nahrungsmittel, die das Milz-Qi unterstützen

Getreide	-
Hülsenfrüchte	-
Gemüse	Fenchel
Obst	-
Nüsse, Samen	-
Fleisch	-
Fisch, Meeresfrüchte	-
Milchprodukte, Eier	-
Würzmittel	Anis, Dill, Fenchelsamen, Gewürznelke, Kaper, Kardamom, Kreuzkümmel, Kümmel, Kurkuma, Lorbeer, Muskatnuss, Petersilie, Rosmarin, Salbei, Sternanis, Thymian, Vanille, Wacholder, Zimt, Zitrusschalen
Getränke	Kräuter- und Gewürztees mit den entsprechenden Zutaten

Vorsicht, heißer Magen!

Wenn wir über die Ernährung wärmen und mit scharfen Nahrungsmitteln dynamisieren wollen, geht naturgemäß kein Weg am Magen vorbei. Das kann allerdings zu einem Problem werden, denn der

Magen tendiert sehr oft zu Überhitzung, also in den Worten der TCM zu Magen-Hitze und Magen-Yin-Mangel. Wärmende und heiße Nahrungsmittel verstärken diese Tendenz, scharfe Nahrungsmittel können die Magenschleimhaut zusätzlich reizen, was ebenfalls zu „Hitze" führt. Es ist deshalb bei dieser Ernährungsrichtung immer sehr wichtig, den Magen im Auge zu behalten und bei den ersten Anzeichen für Hitze oder Trockenheit gleich zu reagieren. Anzeichen können Druck, leichte Schmerzen oder Brennen in der Magengegend sein, Aufstoßen oder Übelkeit, außerdem Zeichen von Trockenheit, Röte oder Schwellung an Zahnfleisch, Mundschleimhaut und Lippen, sowie ganz allgemein ein starker Durst oder Lust auf kühle Getränke. Aus der Sicht der Biomedizin finden wir häufig eine Gastritis oder einen übersäuerten Magen.

Auch wenn der Gewürztee dich wärmt und deinem Darm gut tut, kann er deinem Magen zusetzen. Sollte der Magen bereits angegriffen sein, so ist es besser, auf zu stark wärmende und reizende Nahrungsmittel zu verzichten und den Qi-Mangel mit anderen Maßnahmen zu behandeln. Um zu wärmen kann man in so einem Fall äußere Wärmequellen oder die Moxibustion einsetzen. Um zu dynamisieren eignet sich der Weg über körperliche Bewegung und Massagen.

Nicht zu viel nähren und befeuchten

Das Qi bewegt alle trägen Substanzen im Körper, auch Blut und Körperflüssigkeiten. Dies bedeutet, dass es bei einem Qi-Mangel leicht zur Stagnation von Substanzen kommt: die Kraft reicht nicht aus und die Substanzen bleiben liegen. Je mehr Substanzen vorhanden sind, desto mehr nimmt die Arbeit für das Qi zu und desto stärker wird der Qi-Mangel spürbar. Dieses Problem stellt sich vor allem in den Funktionskreisen Milz und Lunge. Das Qi dieser beiden Funktionskreise leistet einen wichtigen

Beitrag für Transport und Verteilung der Körperflüssigkeiten. Deshalb kommt es bei einer Schwäche dieser Funktionskreise in den meisten Fällen zur Ansammlung von Feuchtigkeit und Schleim.

Aus diesem Grund ist es bei einem Qi-Mangel, vor allem wenn Milz oder Lunge davon betroffen sind, sehr wichtig, das innere Ambiente so trocken wir möglich zu halten. Stell dir vor, du musst einen Garten umstechen. Wie viel leichter ist die Arbeit, wenn die Erde schön trocken und locker ist, als wenn der Garten voller Wasser steht. Sollte bereits eine Ansammlung von Feuchtigkeit vorliegen, so ist es wichtig, sie auszuleiten oder umzuwandeln, denn sie steht sonst der Tonisierung des Qi im Wege.

Es ist außerdem wichtig, über Speisen und Getränke, die Haut und die Atemluft nicht zu viele Flüssigkeiten in den Körper gelangen zu lassen. Vor den äußeren klimatischen Einflüssen der Feuchtigkeit können wir uns heutzutage relativ gut schützen. Besonders wichtig dabei sind trockene, gut belüftete Räume und atmungsaktive Kleidung. In der Ernährung geht es zunächst einmal darum, nicht übermäßig viel zu trinken. Das hat bei einem Magen- oder Milz-Qi-Mangel ganz banal den Zweck, die Verdauungssäfte nicht noch weiter zu verdünnen, deren Wirkung hier sowieso schon zu schwach ist. Zuviel Flüssigkeit verlangsamt und erschwert die Verdauung, vor allem wenn während des Essens und kalt getrunken wird.

Sehr viele Körperflüssigkeiten entstehen außerdem durch befeuchtende Speisen und Getränke und vor allem dann, wenn der Funktionskreis Milz von einer Schwäche des Qi betroffen ist. Dieses Thema soll hier nur kurz zusammengefasst werden. Problematisch sind alle Nahrungsmittel…

- die befeuchtend auf die Funktionskreise Lunge und Dickdarm wirken oder im Funktionskreis Milz zu einer vermehrten Ansammlung von Feuchtigkeit führen können;
- die stark Blut und Yin nähren, wie praktisch alle tierischen Nahrungsmittel, Nüsse und Kerne und allgemein sehr fette Speisen; diese sind oft relativ "schwer" und enden, da sie die Verdauungskraft einer schwachen Milz leicht überfordern, sehr viel eher in Form von Feuchtigkeit oder Schleim.

Schwierig wird es natürlich, wenn zugleich mit einem Qi-Mangel auch ein Mangel an Blut und/oder Yin besteht. Wenn dann zu viel genährt wird, kann es leicht zu einer Überlastung der Milz kommen mit den typischen Symptomen von weichen Stühlen und Blähungen. In der TCM werden "schwere" Blut- und Yin-Tonika deshalb immer mit aromatischen Kräutern und Gewürzen und eventuell auch mit Qi stärkenden Zutaten kombiniert. In der Ernährung entspricht dieses Prinzip zum Beispiel einem Hirseauflauf: die Hirse bildet die Basis zur Stärkung des Qi, durch Gewürze wird die Umwandlungsfunktion der Milz unterstützt und nur kleine Mengen Spinat, Ei oder Käse dienen dazu, das Blut zu nähren. Im Zweifelsfall sollte man vor allem bei einem Qi-Mangel der Milz stark nährende Nahrungsmittel, Getränke oder Speisen langsam und schrittweise in die Ernährung einbauen und jeweils gut beobachten, ob die Umwandlungsfunktion der Milz das schafft oder nicht. Die besten Nährstoffe haben nämlich nicht viel Sinn, wenn sie in Form von weichen und teilweise unverdauten Stühlen den Körper wieder verlassen.

Trocknen

Feuchtigkeit und Schleim sind ein schwieriges Thema und werden deshalb in einem eigenen Band besprochen. Diese Muster hängen allerdings ursächlich sehr oft mit einem Qi-Mangel zusammen, vor allem, wenn Milz und Lunge davon betroffen sind. Unterstützt man das Qi von Milz und Lunge, so werden normalerweise auch Feuchtigkeit und Schleim ein Stück weit abnehmen. Allerdings kann eine Ansammlung von Feuchtigkeit und Schleim in diesen beiden Funktionskreisen so sehr stören, dass sie einem wirksamen Aufbau des Qi von Anfang an im Wege steht. In diesen Fällen ist es nötig, die übermäßigen, pathologischen Substanzen erst zu entfernen, bevor man das Qi stärken kann.

Generell sollte man bei einem Qi-Mangel immer dafür sorgen, dass das innere Milieu relativ trocken bleibt. Dies lässt sich durch Nahrungsmittel unterstützen, die diuretisch wirken, Feuchtigkeit umwandeln oder ausleiten. Von den unterschiedlichen Nahrungsmittelgruppen, die dabei hilfreich sind, eignen sich allerdings nicht alle bei einem Qi-Mangel gleich gut.

- Nahrungsmittel mit einem bitteren Geschmack und einer kühlen oder kalten thermischen Wirkung, wie zum Beispiel Löwenzahn, bittere Blattsalate, Gurken, Artischocken oder Grüntee sind bei einem Qi-Mangel (besonders der Milz) nicht geeignet, um Feuchtigkeit auszuleiten. Die kühlende Wirkung schwächt das Qi insgesamt und der bittere Geschmack kann bei einer Schwäche der Milz zu einem noch stärkeren Absinken des Qi führen.

- Nahrungsmittel mit einem süßen oder faden Geschmack kombinieren die harntreibende und Feuchtigkeit ausleitende Wirkung auf ideale Weise mit einer Stärkung des Qi und der Milz. Diese Nahrungsmittel, zu denen im weitesten Sinne auch einige Getreide und Hülsenfrüchte gehören, sollten häufiger Verwendung finden. Mehr darüber im Kapitel über den süßen Geschmack.

- Nahrungsmittel mit einem aromatischen Geschmack unterstützen die Umwandlung durch die Milz und vermeiden so die Ansammlung von Feuchtigkeit. Auch diese Gruppe ist bei jeder Form von Qi-Mangel geeignet, um das Innere trocken zu halten.

- Nahrungsmittel mit einem scharfen Geschmack und einer schweißtreibenden Wirkung haben in Bezug auf Feuchtigkeit den Vorteil, dass sie die Poren der Haut öffnen und das Schwitzen unterstützen. Dies ist vor allem bei Feuchtigkeit im Funktionskreis Lunge von Vorteil, weshalb der scharfe Geschmack auch mit der Lunge zusammenhängt. Allerdings können schweißtreibende Nahrungsmittel das Qi auch stark schwächen.

Bewegung und Aktivität

Das Qi aktivieren

Die allermeisten Maßnahmen, die das Qi über die Ernährung stärken, zielen darauf ab, dem Organismus möglichst konstant Energie zur Verfügung zu stellen. Es wird damit allerdings noch nicht garantiert, dass der Körper diese Energie auch in Bewegung, Aktivität und Wärme, also in Qi umwandelt. Salopp formuliert: in einem trägen Körper vermehrt eine Qi stärkende Ernährung nicht das Qi, sondern das Übergewicht. Deshalb muss diese Form der Ernährung immer von Maßnahmen begleitet werden, die den Organismus oder die einzelnen Funktionskreise aktivieren.

Ganz allgemein ist der Garant dafür, dass die Qi stärkenden Speisen auch wirklich als Qi enden, das Yang. Ist das Yang stark, so wird alles, was Qi stärkt, restlos in Qi umgewandelt und anschließend „verbrannt" werden. Wenn wir das Qi stärken, sollten wir uns also immer auch Gedanken über das Yang machen. Wir haben ja bereits mehrmals den Vergleich zwischen Qi und Treibstoff gezogen und hier kann er uns ein weiteres Mal helfen. Sind die Qi stärkenden Speisen das Benzin, so ist das Yang die Zündung, die die Verbrennung einleitet. In einem jungen, gesunden und kräftigen Organismus, in dem das Yang stark genug ist, reicht es aus zu tanken, der Motor läuft dann ganz von selbst. Ist das Yang aber schwach, so kann es passieren, dass der Wagen absäuft, wenn zu viel Benzin in den Motor gelangt. In einem solchen Fall müssen wir uns deshalb auch um eine ausreichende Zündung kümmern.

Wie das Yang gestärkt werden kann, ist Thema eines eigenen Bandes, hier nur ein paar Hinweise. Dass die Aktivierung des Qi (und des

Yang) in der ersten Tageshälfte besonders leicht fällt, haben wir bereits ausgeführt. Methoden, um das Qi während der Morgenstunden zu aktivieren gibt es mehrere:

- tief durchatmen und für ausreichende Sauerstoffzufuhr sorgen, wobei nach der TCM vor allem das Einatmen aktivierend wirkt;
- den Kreislauf mit Kaltwasseranwendungen nach Kneipp ankurbeln, wobei der warme (!) Körper von der Peripherie in Richtung Zentrum übergossen wird;
- eine kurze Massage am ganzen Körper, am besten eine Klopfmassage mit lockeren Fäusten oder Handflächen, aber auch Dehnen oder Kneten;
- jede Form von körperlicher Bewegung, nicht notwendigerweise sehr anstrengend aber ausreichend, um warm zu werden und leicht zu schwitzen.

Fitness

Das, was wir gemeinhin Fitness nennen, setzt sich aus der Sicht der TCM aus einem starken Qi der Funktionskreise Lunge, Herz und Milz zusammen. Die Lunge ist für die Atmung, die Zirkulation des Qi und die Zellatmung verantwortlich, das Herz für das Blut und dessen Kreislauf, die Milz schließlich für Masse, Kraft und Ausdauer der Skelettmuskeln. Dass die Fitness sich durch Training verbessert, beweist, dass das Qi dieser drei Funktionskreise und in der Folge des gesamten Organismus stärker wird, wenn wir es regelmäßig aktivieren. Dies gilt übrigens auch für das Yang: körperliche Bewegung oder Aktivität im Allgemeinen stärken das Yang. Dies ist auch der Grund dafür, dass Sportler viel seltener frieren.

Aus diesem Zusammenhang ergibt sich aber auch die Gefahr eines negativen Teufelskreises: bei einem Mangel von Qi und Yang fühlt man sich träge, faul und müde, hat wenig bis gar keine Lust, sich körperlich anzustrengen. Gibt man dieser Trägheit nach, so werden Qi und Yang noch weniger stimuliert und schlafen zusehends ein. Diesen Teufelskreis kann man meines Wissens nur durch Disziplin durchbrechen.

Allerdings ist auch das andere Extrem, nämlich übermäßige körperliche Anstrengung, bei einem Qi-Mangel zu vermeiden. Wenn im Rahmen von übermäßiger körperlicher Anstrengung so viel Qi verbraucht wird, dass der Organismus mit der Produktion nicht nachkommt, entsteht immer wieder ein allgemeiner Qi-Mangel. Man fühlt sich während und nach der Anstrengung, dem Sport oder dem Training müde, schlapp, ist besonders blass oder gar schwindlig. In dieser Situation erzeugt die übermäßige körperliche Anstrengung also eine Art Qi-Hunger und der Organismus wird in vielen Fällen seine aktiven Prozesse ein Stück weit drosseln, um Qi zu sparen. So kann zum Beispiel in der Folge von übermäßiger Anstrengung die Verdauung leiden (Durchfall, Blähungen, Unverträglichkeiten), das Immunsystem (häufige Erkältungen) oder die Konzentration und geistige Klarheit.

Die Grenzen zwischen zu wenig, ausreichend und zu viel körperlicher Bewegung und Anstrengung sind individuell extrem unterschiedlich und verändern sich zudem in Abhängigkeit von der Tagesverfassung. Ähnlich wie bei Appetit, Durst und Schlafbedürfnis brauchen wir für die richtige Dosierung von körperlicher Bewegung also vor allem Achtsamkeit und einen guten Draht zum eigenen Körper.

Bewegung des Qi

Körperliche Bewegung hat also den Vorteil, dass dadurch Qi und Yang aktiviert werden und dass durch den Trainingseffekt die Kraft von Lunge, Herz und Milz zunimmt. Darüber hinaus gibt es nach der TCM einen weiteren Zusammenhang, der bei einem Qi-Mangel sehr wichtig ist: körperliche Bewegung löst Qi-Stagnation und erleichtert die Zirkulation des Qi durch den Körper. Dadurch wird das Qi in seiner Dynamizität unterstützt, seine Aufgaben werden erleichtert. Qi *ist* Bewegung und stagnierendes Qi kann nicht wirken; Qi wird also von seiner Wirkung her vernichtet, wenn es stagniert. Es kommt relativ häufig vor, dass jemand sich auf Grund einer Stagnation des Qi müde fühlt und nicht durch einen Qi-Mangel. Typischerweise wirkt moderate körperliche Bewegung in diesem Fall nicht ermüdend (das wäre bei einem Qi-Mangel logisch, schließlich wird Qi verbraucht), sondern im Gegenteil unmittelbar belebend.

Damit das Qi bewegt werden kann, ist es nicht unbedingt notwendig, sich anzustrengen. Auch leichte, körperlich nicht anstrengende Aktivitäten können die Zirkulation des Qi (und damit indirekt des Blutes) verbessern. Besonders wichtig für eine gute Zirkulation des Qi sind entspannte Muskeln und lockere Gelenke, weshalb sanfte Bewegung bisweilen sogar mehr bringt, als hartes, verbissenes Training. Selbst wer sich mehrmals am Tag einfach nur nach Katzenart räkelt und streckt, tut seinen Meridianen etwas Gutes. Im Qigong kennt man Methoden, um das Qi ganz ohne körperliche Bewegung, allein durch die Kraft von Atem und Geist zu lenken. Und schließlich können Blockaden auch ohne jede eigene Anstrengung durch Tuina, Shiatsu und Akupunktur gelöst und dadurch die Zirkulation des Qi verbessert werden. Dass das Qi gut zirkuliert, spürt man durch ein Gefühl von Wärme im gesamten Körper und eventuell durch ein leichtes Schwitzen. Der Körper fühlt sich lebendiger, wacher, durchlässiger und weicher an.

Zirkuliert das Qi in der Peripherie, so folgt ihm das Blut, der gesamte Körper wird genährt und mit Sauerstoff versorgt. Aus der Meridianlehre der Chinesischen Medizin wissen wir, dass eine gute Zirkulation des Qi entlang der Meridiane, die an Armen und Beinen relativ oberflächlich verlaufen, sich direkt auf die Funktionen der inneren Organe auswirkt. Je freier das Qi durch die Meridiane an den Beinen zirkulieren kann, desto besser arbeiten das Verdauungssystem, die Nieren, die Sexualorgane, kurz alle im unteren Bauchraum gelegenen Organe. Dasselbe gilt für die Meridiane an den Armen, deren Durchlässigkeit und gute Versorgung mit Qi sich direkt auf die

Funktionen von Herz und Lunge auswirken. Körperliche Bewegung und die dadurch bedingte bessere Zirkulation des Qi durch die peripheren Meridiane haben also einen direkten Einfluss auf das, was in der TCM als das Qi der einzelnen Funktionskreise gilt.

Einzelne Muster

Milz-Qi-Mangel

Bei einer Schwäche des Milz-Qi geht es vor allem darum, die Verdauung zu unterstützen und zu aktivieren. Aus biomedizinischer Sicht geht es bei diesem Muster um die Verdauungsprozesse, die mit der Bauchspeicheldrüse und dem Dünndarm zusammenhängen. Die einfachsten Methoden verbessern deshalb schlicht und einfach die Durchblutung dieser Verdauungsorgane. Warme Getränke, warme Speisen, ausreichend warme Kleidung oder äußere Wärmequellen sind hier zu nennen. Einen wichtigen Einfluss haben Massagen und – die billigste und einfachste Form der Massage – eine tiefe Bauchatmung. Wie bereits im vorigen Kapitel angedeutet, verlaufen die Meridiane, die mit der Verdauung zusammenhängen, über die Beine. Daher kann man die Verdauung aktivieren und stärken, indem man möglichst viel Bewegung in die Beine bringt. Ein regelmäßiges Dehnen aller Muskeln, Bänder und Gelenke an den Beinen verbessert die Zirkulation des Qi und sorgt dadurch indirekt für eine Aktivierung der entsprechenden Organe im Bauch.

Ganz allgemein besteht ein enger Zusammenhang zwischen Kraft, Masse und Ausdauer der Muskeln und dem Funktionskreis Milz. Aus biomedizinischer Sicht ist dieser Funktionskreis zuständig für die Glykogenspeicher, die Regulierung des Blutzuckerspiegels und die Bereitstellung von Energie für den gesamten Organismus. All diese Aspekte profitieren ungemein von regelmäßiger körperlicher Bewegung und der damit verbundenen Fitness. Es wird also deutlich, wie problematisch ein allzu träges Leben für den Funktionskreis Milz ist.

Regelmäßige körperliche Bewegung unterstützt sehr viele verschiedene Funktionen im Körper, für das Milz-Qi aber ist sie absolut grundlegend.

Jede Form von Überanstrengung, sei es auf körperlicher als auch auf geistiger Ebene, wird hingegen auf Dauer eine Qi-Schwäche der Milz verschärfen. Nach den Erkenntnissen der TCM haben mentale Überanstrengung und Sorge besonders negative Wirkungen auf das Milz-Qi, sind bei diesem Muster also möglichst zu vermeiden.

Besonders wichtig ist bei einem Milz-Qi-Mangel natürlich die Art der Ernährung. Bei einer Schwäche der Milz sollte sehr viel gekocht und nur wenig roh gegessen werden. In manchen Fällen kann in der kalten Jahreszeit ruhig auch ganz auf rohe Nahrungsmittel verzichtet werden. Ein warmes, wärmendes und stärkendes Frühstück hat bei diesem Muster erfahrungsgemäß eine besonders positive Wirkung. Günstig sind yangisierende Kochmethoden, außerdem eher trockene Speisen.

Bei den Geschmäckern sollten der mild süße, der fade und der aromatische vorherrschen. Scharf-schweißtreibende Nahrungsmittel können das Milz-Qi unterstützen, sollten bei einem Qi-Mangel allerdings prinzipiell nicht im Übermaß verwendet werden. Eine besonders negative Wirkung auf das Milz-Qi hat der übermäßig süße Geschmack, er ist bei diesem Muster deshalb möglichst zu vermeiden. Um dabei das Augenmaß nicht zu verlieren, sollten wir uns daran erinnern, dass die negative Wirkung des übermäßig süßen Geschmacks immer von der *Menge* abhängt, in der Zucker, Honig oder raffiniertes Mehl konsumiert werden. Es ist deshalb nicht nötig, diese Nahrungsmittel völlig zu vermeiden, ihren Konsum stark einzuschränken reicht meistens aus. Problematisch sind bei einem Milz-Qi-Mangel außerdem der saure Geschmack, da er die Ansammlung von Feuchtigkeit verstärken kann, sowie der bittere, weil er das Qi zu stark nach unten lenkt und zum Beispiel die Tendenz zu Durchfall verstärken kann.

Die beiden wichtigsten Nahrungsmittelgruppen bei einem Milz-Qi-Mangel sind (volle) Getreide und Hülsenfrüchte. Kleine Mengen tierischer Nahrungsmittel sind als Ergänzung sehr sinnvoll, vor allem dann, wenn auch das Yang oder das Blut geschwächt sind. Besonders Fische haben eine stärkende Wirkung auf die beiden Funktionskreise

Magen und Milz und sind dabei relativ leicht zu verdauen. Die eher problematischen Nahrungsmittelgruppen sind (mit wenigen Ausnahmen) Milchprodukte und Obst, weil meist entweder stark befeuchtend oder kühlend. Fette Speisen und schwere Nahrungsmittel wie Nüsse oder Samen, fettes Fleisch, Käse oder Wurstwaren sollten nur mit Maß verzehrt werden.

Sehr wertvoll sind zur Unterstützung der Milz regelmäßig kleine Mengen an fermentierten, milchsauer vergorenen Nahrungsmitteln. In unseren Breiten denken wir an Sauerkraut, Joghurt oder milchsauer vergorene Getränke wie der Brottrunk. In Asien gibt es sehr viel mehr Auswahl, so zum Beispiel Miso, fermentierte Sojabohnen und eine große Zahl von milchsauer vergorenen Pilzen und Gemüsen, die dort Teil jeder vollständigen Mahlzeit sind. Ein regelmäßiger Konsum von fermentierten Speisen hat eine ausgezeichnete Wirkung auf den Funktionskreis Milz, im anatomischen Sinne also auf den Darm. Wichtig ist dabei, dass die Speisen und Getränke nicht zu stark erhitzt werden, um die Enzyme und probiotischen Bakterien zu erhalten.

Der Funktionskreis Milz ist bei einem Qi-Mangel in den meisten Fällen sehr anfällig für Feuchtigkeit. Deshalb sind alle Maßnahmen wichtig, die Feuchtigkeit vermeiden oder ausleiten. Eine besonders ungünstige Wirkung bei einem Qi-Mangel der Milz haben alle übermäßig süßen Nahrungsmittel, zum einen weil sie stark befeuchten, zum anderen weil sie das Qi dieses Funktionskreises unmittelbar schwächen. Besonders viel Feuchtigkeit entsteht zudem immer dann, wenn es eine Nahrungsmittelunverträglichkeit gibt und die entsprechenden problematischen Nahrungsmittel trotzdem konsumiert werden. So wirkt z.B. Laktose immer befeuchtend, bei einer Laktoseintoleranz aber um ein Vielfaches mehr. Ähnliches gilt für Fruktose oder Gluten. Bei einem Milz-Qi-Mangel ist es aus diesem Grund wichtig, eventuelle Unverträglichkeiten abzuklären und die Ernährung entsprechend einzurichten. Grundsätzlich ist es bei einem Qi-Mangel der Milz auch sehr wichtig, keine zu großen Mengen an Speisen und Getränken aufzunehmen, denn auch dadurch wird die Verdauung überfordert. Gibt es klare Anzeichen für eine Ansammlung von Feuchtigkeit oder Feuchte-

Hitze in der Milz, so wird man oft im Tonisieren des Milz-Qi erst dann Fortschritte erzielen, wenn man es schafft, diese Störfaktoren zu entfernen oder wenigstens zu reduzieren.

Es gibt allerdings auch Menschen mit einem Milz-Qi-Mangel, bei denen nicht Feuchtigkeit, sondern im Gegenteil Trockenheit vorherrscht. Das ist meist dann der Fall, wenn der Qi-Mangel von einem starken Blut-Mangel begleitet wird. Wir müssen uns die einzelne Situation also immer sehr genau anschauen.

Nahrungsmittel, die das Milz-Qi stärken

Getreide	Reis (alle Sorten), Buschweizen, Dinkel, Gerste, Hafer, Hiobstränensamen, Hirse, Kamut, Sorghum, Weizen
Hülsenfrüchte	Azukibohne, Erbse, Linse, Saubohne, Sojabohne gelb und schwarz, Tofu
Gemüse	Austernpilz, grüne Bohnen, Fenchel, Karotte, Kartoffel, Kohlrabe, Kürbis, Shiitakepilz, Sprossenkohl, Steinpilz, Süßkartoffel, Yams
Obst	Feige, Jujube, Longan
Nüsse, Samen	Haselnuss, Kastanie, Kokosnuss, Kürbiskern
Fleisch	Fasan, Hase, Huhn, Kaninchen, Kochschinken, Truthahn, Rind, Wachtel
Fisch, Meeresfrüchte	Barsch, Forelle, Hering, Karpfen, Makrele, Meerbarbe, Scholle
Milchprodukte, Eier	Hühnerei, Schafs- und Ziegenkäse, Schafs- und Ziegenmilch
Würzmittel	Anis, Gerstenmalz, Kardamom, Kümmel, Sojasoße
Getränke	Sojamilch
besondere	Ginseng (renshen), Codonopsis (dangshen), Astragalus (huangqi), Atractylodis (baizhu), Eleutherococcus (ciwujia), Süßholz (gancao), Jujube (dazao), Dioscorea (shanyao)

Das Milz-Qi sinkt ab

Die beiden folgenden, einem Milz-Qi-Mangel untergeordneten Muster haben mit einer Schwäche der haltenden Funktion der Milz zu tun. Der Bezug zu einer Schwäche des Milz-Qi wird dadurch unterstrichen, dass in der Behandlung dieser Muster vor allem Qi-Tonika eingesetzt werden, und zwar sowohl was die Heilkräuter als auch was die Nahrungsmittel betrifft. Eines der am häufigsten eingesetzten Rezepte, um ein Absinken des Qi zu verhindern, *Bu zhong yi qi tang*, setzt sich vor allem aus Qi-Tonika mit einem Bezug zur Milz zusammen. So konzentrieren wir uns bei diesen Mustern auch in der Ernährung auf die grundlegenden Richtlinien zur Stärkung der Milz: regelmäßige Mahlzeiten, nicht zu viel essen, viel kochen und das Verdauungsfeuer unterstützen, gut kauen.

Um die nach unten gerichtete Bewegung des absinkenden Qi nicht noch zu verstärken, ist es sehr wichtig, bittere Nahrungsmittel zu vermeiden, vor allem dann, wenn sie zudem harntreibende oder abführende Wirkungen haben, wie zum Beispiel Spargel, grüne Blattsalate und Gemüsesorten, Kaffee, Grüntee und bittere Kräutertees. Auch stark befeuchtende oder „schwere" Nahrungsmittel können die Bewegung nach unten verstärken, so zum Beispiel Milchprodukte, Fruchtsäfte, große Mengen fetthaltiger Nüsse und Samen oder ganz allgemein sehr fette Speisen.

Im positiven Sinne sollten wir zuallererst auf der körperlichen Ebene ansetzten, die Muskulatur des Beckenbodens und ganz allgemein der unteren Körperhälfte stärken. Es führt zu einer (oft auch unmittelbar wahrnehmbaren) Verschlimmerung dieses Musters, wenn man den Körper der Schwerkraft aussetzt *ohne* gleichzeitig die Muskulatur zu aktivieren, also zum Beispiel beim allzu entspannten Sitzen oder Stehen. In diesem Zusammenhang sind die Übungen des Qigong und vieler asiatischer Kampfsportarten sehr nützlich, die uns beibringen, die obere Körperhälfte zu entspannen, während die untere aktiv und stark bleibt.

In der Ernährung sind vor allem Nahrungsmittel mit einem aromatischen Geschmack und solche mit einer adstringierenden

Wirkung nützlich. Der aromatische Geschmack unterstützt eine nach oben gerichtete Dynamik und geht damit direkt an die Wurzeln des Problems. Die adstringierenden Nahrungsmittel hingegen wirken in einem gewissen Sinn symptomatisch, denn ihre Wirkung ist unabhängig von der Ursache für das Absinken des Qi. Besonders wertvoll sind Nahrungsmittel, die neben der adstringierenden Wirkung auch als Qi-Tonika der Milz gelten, wie zum Beispiel der Reis, die Kastanie und der Lotussamen. Adstringierende Nahrungsmittel mit einer stark kühlenden thermischen Wirkung, wie Kaki, Zitrone oder Sanddorn, sollten bei diesem Muster immer mit wärmenden Nahrungsmittel kombiniert werden. Im Folgenden eine Liste von Nahrungsmitteln, die adstringierend wirken und einen Durchfall (ein häufiges Symptom dieses Musters) lindern.

Nahrungsmittel, die adstringieren und den Stuhl festigen

Getreide	Reis, Klebreis (jap. Mochi), Sorghum
Hülsenfrüchte	-
Gemüse	Brennessel
Obst	Heidelbeere, Brombeere, Mispel, Kaktusfeige, Zitrone, Granatapfel (die Schale), Kaki, Umeboshipflaume, Hagebutte, Sanddorn, Quitte, unreife Himbeere oder Brombeere
Nüsse, Samen	Kastanie, Sonnenblumenkern
Fleisch	-
Fisch, Meeresfrüchte	Kalmar
Milchprodukte, Eier	-
Würzmittel	Muskatnuss, Pfeffer, Kuzu, Reisessig
Getränke	Tee aus Himbeer- und Brombeerblättern
besondere	Schisandra (wu wei zi), Ume-Pflaume (wu mei), Lotussamen (lian zi), Makanasternsamen (qian shi)

Das Milz-Qi kann das Blut nicht halten

Die Richtlinien für diese Muster ähneln denen bei einem Absinken des Milz-Qi. Es geht vor allem um zwei Dinge: das Milz-Qi mit allen uns bekannten Maßnahmen stärken und zudem adstringierende Nahrungsmittel in die Ernährung einbauen.

Auch in diesem Fall funktioniert die adstringierende Wirkung oft auf eine Weise, die wir symptomatisch nennen können, also ohne direkt an die Wurzel des Problems (die Schwäche des Qi) zu reichen. Besonders wertvoll sind in diesem Muster adstringierende Nahrungsmittel mit der Fähigkeit, eine Blutung abzuschwächen oder aufzuhalten. Dabei müssen wir bei einigen Nahrungsmitteln allerdings eine wichtige Unterscheidung treffen. Nach der TCM gibt es im Großen und Ganzen drei Ursachen dafür, dass es zu pathologischen Blutungen kommt: Hitze (vor allem dann, wenn sie direkt das Blut betrifft), eine Blut-Stagnation und ein Milz-Qi-Mangel. In der Folge haben auch Nahrungsmittel, die Blutungen stillen, teils sehr unterschiedliche Eigenschaften. Bei einer Blutung auf Grund von Hitze braucht es stark kühlende Nahrungsmittel, ist die Blutung durch eine Stagnation verursacht dagegen sind bewegende Nahrungsmittel geeignet. Für das hier besprochene Muster aber sind jene Nahrungsmittel besonders wertvoll, die ihre hämostatische (blutstillende) Wirkung der Fähigkeit verdanken, das Milz-Qi zu stärken.

Nahrungsmittel, die Blutungen stillen und bei einem Milz-Qi-Mangel geeignet sind

Getreide	Weizen
Hülsenfrüchte	Saubohne
Gemüse	Süßkartoffel, Brennnessel, Judasohr (*hei mu er*), Schneepilz (*bai mu er*)
Obst	Brombeere und Himbeere (beide vor allem unreif), Heidelbeere, Kaki, Umeboshipflaume
Nüsse, Samen	Erdnuss (mit der dünnen rötlichen Schale), Kastanie
Fleisch	-

Fisch, Meeresfrüchte	Kalmar, Tintenfisch
Milchprodukte, Eier	-
Würzmittel	-
Getränke	Tee aus Himbeerblättern
besondere	Ume-Pflaume (*wu mei*), Lotussamen (*lian zi*)

Magen-Qi-Mangel

Bei einem Magen-Qi-Mangel ist der erste Abschnitt der Verdauung geschwächt und sollte aktiviert und unterstützt werden. Ein guter Appetit ist ein wichtiger Anzeiger für ein robustes Magen-Qi und fast alles, was den Appetit steigert, kann als Magen-Tonikum gelten. Auch in diesem Fall kann Wärme helfen, vor allem dann, wenn sie den Magen vor den Mahlzeiten „öffnet". Eine Tasse warme Suppe als erster Gang ist in diesem Sinne eine sehr sinnvolle Sache. Man könnte vor einer Mahlzeit auch einen warmen Tee, ein Misosüppchen oder einfach nur heißes Wasser trinken. Ebenso wichtig ist es, vor, während und nach einer Mahlzeit nichts Kaltes zu trinken oder zu essen. Ein schwacher Magen ist meistens untersäuert, die Magensäfte sind also zu wenig effektiv. Wenn zu den Mahlzeiten große Mengen an Flüssigkeiten aufgenommen werden, so verdünnen diese die Magensäfte zusätzlich. Deshalb trinken wir vor der Mahlzeit etwas Warmes, dann aber nur mehr sehr wenig oder gar nichts. Der Durst sollte abseits der Mahlzeiten gestillt werden, bis 30 Minuten vorher oder mindestens zwei Stunden nachher.

Der Magen ist ein Gewohnheitstier. Regelmäßige Mahlzeiten sind hier sehr wichtig, sowohl was die Zeiten als auch was die Mengen betrifft. Um die Mahlzeiten darf auch ruhig ein wenig Aufwand betrieben werden: ein schön gedeckter Tisch, ein ruhiges, angenehmes Ambiente, eine von Genuss und Dankbarkeit geprägte Einstellung zu den Speisen und Freude über etwaige Tischnachbarn sind sehr hilfreich. Auch gründliches Kauen unterstützt das Magen-Qi ungemein.

Besonders stark leidet der Magen unter hypokalorischen Diäten, Unterernährung oder Essstörungen. Eine allgemeine Schwäche, zum Beispiel im Verlauf einer schweren Erkrankung aber auch im Alter, wird sich sehr oft auf den Magen schlagen. In diesen Fällen spricht das Magen-Qi auch auf allgemein stärkende und kräftigende Mittel gut an, im einfachsten Falle auf eine Extraportion eiweißhaltiger Nahrungsmittel tierischen Ursprungs.

Während die Wirkrichtung des Funktionskreises Milz nach oben gerichtet ist, leitet der Magen die Speisen nach unten. Nach der TCM beginnt die nach unten gerichtete Wirkung des Magens dabei im anatomischen Sinn mit dem Schlucken und reicht bis in den Dickdarm hinein. Die Verdauung, repräsentiert durch Magen und Milz, funktioniert in der Vorstellung der TCM durch dieses Zusammenspiel von ab- und aufsteigenden Kräften. Ist für die Milz die aufsteigende Wirkkraft des aromatischen Geschmacks besonders günstig, so profitiert der Magen von der nach unten führenden Wirkung des bitteren Geschmacks. Bei einem schwachen Magen ist die nach unten leitende Kraft ist zu schwach und die Speisen bleiben oft zu lange liegen. Im schlimmsten Fall reagiert der Magen dann mit einem aufsteigenden, nach oben „rebellierendem" Magen-Qi, sprich mit Hicksen, Rülpsen, Übelkeit oder gar Erbrechen. Bittere Kräuter und Gewürze sowie die vielen bitteren Verdauungshilfen von Kaffee bis Kräuterschnaps können den Magen hier sehr gut unterstützen, und auch die Bitterstoffe, die durch hohe Kochtemperaturen oder beim Rösten entstehen, aktivieren und stärken das Magen-Qi.

Ein weiterer für das Magen-Qi (wie für die gesamte Verdauung) günstiger Geschmack ist der scharfe, hier vor allem dank seiner dynamisierenden und anregenden Wirkung. Auch wenn Kräuter und Gewürze mit einer scharfen Wirkung nicht direkt als Qi-Tonika gelten können (diese haben generell einen süßen Geschmack), haben sie in vielen Fällen eine aktivierende Wirkung auf das Magen-Qi und den Appetit. Die wichtigsten in dieser Gruppe sind Anis, Dill, Estragon,

Kardamom, Kümmel, Lorbeer, Petersilie und Vanille. Eine ähnlich aktivierende Wirkung auf Magen und Appetit, wenn auch mit anderen Geschmäckern, haben außerdem Kaffee, Kakao, Salz, Sojasoße und alle Arten von Essig.

Prinzipiell profitiert ein schwacher Magen von Wärme, wärmenden Nahrungsmitteln und Kochmethoden. Allerdings kann eine anhaltende Schwäche (und Kälte) im Magen auch zur Entstehung von reaktiver Hitze führen, aus biomedizinischer Sicht meist in Form einer Gastritis. In diesem Fall muss natürlich auf alles Wärmende verzichtet werden, solange die Hitze besteht.

Nahrungsmittel, die das Magen-Qi stärken

Getreide	Buchweizen, Gerste, Hirse, Klebreis, Polentagries, Reis, Sorghum
Hülsenfrüchte	Saubohne, gelbe Sojabohne, Tofu
Gemüse	Champignon, Fenchel, Judasohr, Karotte, Kartoffel, Kohlrabi, Kürbis, Olive, Paprika, Shiitakepilz, Steckrübe, Süßkartoffel, Weißkohl, Yams, Zwiebel
Obst	Dattel, Erdbeere, Feige, Jujube, Lychee, Papaya
Nüsse, Samen	Cashewkern, Haselnuss, Kastanie, Kokosnuss
Fleisch	prinzipiell alle Fleischsorten, besonders Fasan, Hase, Huhn, Kaninchen, Kochschinken, Kutteln (alle Tiere), Truthahn, Wachtel
Fisch, Meeresfrüchte	prinzipiell alle Fische, besonders Barsch, Forelle, Hering, Jakobsmuschel, Karpfen, Meerbarbe, Rotbarbe, Sardine,
Milchprodukte, Eier	alle Eier, Schafs- und Ziegenmilch, Schafs- und Ziegenkäse
Würzmittel	-
Getränke	Sojamilch
besondere	Ginseng (renshen), Codonopsis (dangshen), Astragalus (huangqi), Atractylodes (baizhu), Süßholz (gancao), Jujube (dazao), Dioscorea (shanyao), Shiitake (xianggu)

Lungen-Qi-Mangel

Bei einer Schwäche des Lungen-Qi steht natürlich die Atmung als die wichtigste Funktion der Lunge im Zentrum. Die Atmung wird bei einem Lungen-Qi-Mangel oberflächlicher, kürzer und schneller. Ganz prinzipiell geht es deshalb zunächst einmal darum, diese Tendenz umzukehren und die Atmung wieder tiefer, länger und langsamer zu machen. Dafür braucht es vor allem Raum: verspannte oder verkürzte Muskeln im Bereich von Schultern, Brustkorb und Zwerchfell, eine schlechte Haltung und einengende Kleidung schwächen das Lungen-Qi zwar nicht direkt, machen ihm aber das Leben schwer. Eine sehr gute Möglichkeit, um die Atmung zu vertiefen, ist körperliche Aktivität. Dabei wird man ein besseres Resultat erzielen, wenn man mehrmals täglich über kurze Zeiträume hinweg in Bewegung kommt, als wenn man einmal wöchentlich hart trainiert. Bewegung sollte deshalb in den Alltag eingebaut werden, am besten so oft, dass der Körper in den Ruhepausen dazwischen gar nie richtig einschläft, sondern über den Tag hinweg immer mehr oder weniger aktiv bleibt.

Eine aufrechte und offene Haltung des Oberkörpers ist für die Funktion der Lunge sehr wichtig. Neben der Notwendigkeit, Raum für die Atmung zu schaffen, hat dies nach der TCM auch mit den entsprechenden Emotionen zu tun. Dem Funktionskreis Lunge entspricht die Traurigkeit und in der Tat ist es im Bereich der Emotionen eine traurige, verschlossene, stark introvertierte Stimmung, die das Lungen-Qi am stärksten an seiner Entfaltung hindert. Andererseits ist eine solche traurige Grundstimmung auch ein häufiges Zeichen eines Lungen-Qi-Mangels. Um den Funktionskreis Lunge zu stärken ist deshalb eine freudige, offene und optimistische Grundstimmung ebenso wichtig wie die Körperhaltung, in der sie sich wiederspiegelt.

Nach der Lehre der fünf Wandlungsfasen korreliert der Funktionskreis Lunge mit dem scharfen Geschmack. Tatsächlich hilft Scharfes dabei, das Qi zu bewegen, zu zerstreuen, in die Peripherie und unter die Haut zu bringen, und unterstützt auf diese Art die Funktionen der Lunge. Scharfe Nahrungsmittel (und hier sind vor allem scharf-schweißtreibende gemeint) können also gut eingesetzt werden, um eine schwache Lunge zu stützen. Ingwer, Senf, Thymian, Anis, Kardamom, Zwiebel, Knoblauch und Schnittlauch, ebenso wie Rettich und Kren sind scharfe Nahrungsmittel mit einem starken Bezug zur Lunge.

Der Geschmack, der dem Funktionskreis Lunge die meisten Probleme bereitet, ist – wie bei der Milz - der übermäßig süße. In der Tat sammelt sich die in der Milz entstandene Feuchtigkeit häufig in der Lunge, wo sie in Form von Schleim auftritt. Ist das Lungen-Qi schwach, so ist die Gefahr einer Ansammlung von Feuchtigkeit und Schleim nochmals größer, es muss in der Ernährung also noch mehr darauf geachtet werden, nicht zu stark zu befeuchten.

Die Fähigkeit, Lunge und Dickdarm zu befeuchten, wird in der Klassifizierung der Nahrungsmittel eigens angegeben. Eigentlich ist hierbei die positive Wirkung dieser Nahrungsmittel bei trockenem Husten und Verstopfung gemeint, also bei einer in diesen beiden Funktionskreisen relativ häufigen Trockenheit. Bei einer Schwäche des Lungen-Qi aber haben wir meist die entgegengesetzte Situation: die Lunge hat mit zu viel Feuchtigkeit und Schleim zu kämpfen und die besagten Nahrungsmittel sollten so weit wie möglich vermieden werden.

Nahrungsmittel, die die Lunge befeuchten

Getreide	-
Hülsenfrüchte	Tofu
Gemüse	Agaragar, Judasohr
Obst	Aprikose, Birne, Dattel, Erdbeere, Feige, Pfirsich
Nüsse, Samen	Erdnuss, Hanfsamen, Kürbiskern, Mandel, Pinienkern, Sesam, Sonnenblumenkern
Fleisch	Schwein, Schweinehaxe, Schweineschmalz
Fisch, Meeresfrüchte	
Milchprodukte, Eier	Butter, Butterschmalz, Entenei, Kuhmilch, Schafs- und Ziegenmilch, Sahne
Würzmittel	Erdnussöl, Gerstenmalz, Sonnenblumenöl, weißer Zucker, Vollrohrzucker, Honig
Getränke	Milch, Sojamilch

Allerdings sind einige dieser befeuchtenden Nahrungsmittel gleichzeitig auch Lungen-Tonika und finden sich so in der folgenden Liste wieder. In diesen Fällen handelt es sich also um Nahrungsmittel, die den Funktionskreis Lunge sowohl nähren als auch stärken, bei diesem Funktionskreis keine Seltenheit. Weitere wichtige Tonika des Lungen-Qi sind einige Nahrungsmittel tierischer Herkunft. Wie bei allen Formen von Qi-Mangel lassen sich diese, auch was den Funktionskreis Lunge betrifft, allerdings recht gut durch pflanzliche Nahrungsmittel ersetzen.

Nahrungsmittel, die das Lungen-Qi stärken

Getreide	Amaranth, Klebreis
Hülsenfrüchte	-
Gemüse	Yamswurzel
Obst	Aprikose, Brombeere, Umeboshipflaume
Nüsse, Samen	Erdnuss, Mandel, Pinienkern, Walnuss
Fleisch	Lunge (alle Tiere), Gans
Fisch, Meeresfrüchte	Frosch, Scholle
Milchprodukte, Eier	Gänseei
Würzmittel	Honig, Thymian
Getränke	-
besondere	Astragalus (*huangqi*), Ginseng (*renshen*), Codonopsis (*dangshen*), Süßholz (*gancao*), Dioscorea (*shanyao*)

Herz-Qi-Mangel

Das Herz-Qi ist ein gutes Beispiel für eine Ressource, die in der Ernährung nicht so sehr direkt, als vielmehr indirekt gestärkt wird. Um das Herz zu unterstützen ist es besonders wichtig, das Milz-Qi, das Herz-Blut und das Nieren-Yang zu unterstützen, drei Ressourcen, die enger als andere mit dem Herz-Qi zusammenhängen. In anderen Worten wird man dafür sorgen, dass ausreichend Qi und Blut zur Verfügung stehen, damit das Herz gut arbeiten kann, und dass im Organismus insgesamt ein „warmes", aktives und relativ trockenes Ambiente vorherrscht, damit die Arbeit des Herzens sich so leicht wie möglich gestaltet.

Daneben gibt es auch Möglichkeiten, um das Qi des Funktionskreises Herz direkt zu stärken. In der Theorie der TCM ist es unter den Geschmäckern vor allem der bittere, der das Herz stärkt. Wie bei allen anderen Geschmäckern sollte man es natürlich auch mit dem bitteren Geschmack nicht übertreiben, da sonst die positive in eine negative Wirkung umschlagen kann. Eine einfache Art, um einer Speise eine bittere Geschmacksnote hinzuzufügen, ist das Rösten. Sowohl in der Pfanne als auch im Rohr entstehen beim Bräunen Bitterstoffe, die nach der Theorie der chinesischen Ernährungslehre einen besonderen Bezug zum Funktionskreis Herz und den von ihm kontrollierten Blutgefäßen haben. Auch einige Kräuter und Gewürze mit einem bitteren Geschmack haben unter anderem einen Bezug zum Herzen, so Kakao, Paprika, Rosmarin und Thymian.

Eine besondere Rolle unter den bitteren Herz-Tonika spielt der Kaffee. In kleinen Mengen und sozusagen als eine Art von Medizin ist Kaffee bei einem „müden" Herzen sehr wirksam, sowohl was dessen körperliche als auch was dessen geistige Funktionen betrifft. Allerdings sollte der Kaffee die Funktionen des Herzens nur anstoßen, in Schwung bringen, aktivieren. Wird gewohnheitsmäßig und über den ganzen Tag immer wieder Kaffee getrunken, so führt dies leicht zu einer Art Überstimulation oder Überanstrengung dieses Funktionskreises.

Ein Herz-Qi-Mangel wird meist auch in einer verminderten Blutzirkulation spürbar. Hier können ein wenig auch Nahrungsmittel hilfreich sein, die die periphere Blutzirkulation unterstützen und die in der TCM als scharf und Blut bewegend beschrieben werden. Es handelt sich hier nicht wirklich um Tonika, ihre Wirkung aber kommt einer Aktivierung des Herzens gleich. Chili, Rotwein und Rosmarin sind Beispiele für diese Gruppe.

Die Emotionen und allen voran die dem Herz zugeordnete Freude spielen bei diesem Funktionskreis immer eine zentrale Rolle. Die Emotionen können das Qi des Herzens aktivieren oder es ermüden lassen, je nachdem wie stark sie ausgeprägt sind und wie lange sie anhalten. Bei einem Herz-Qi-Mangel ist deshalb eine emotionale Ausgeglichenheit besonders wichtig. Ein ruhiges, freudiges und offenes Gemüt ist für den Funktionskreis Herz besonders unterstützend, jede einseitige und zu starke Emotion wird sich auf die eine oder andere Weise störend auf ihn auswirken.

Einen besonderen Bezug hat das Herz-Qi auch zu körperlicher Aktivität, denn sobald wir uns anstrengen, wird das Herz aktiviert. Bei anhaltender Anstrengung wird dann natürlich auch Herz-Qi konsumiert, was einen Qi-Mangel durchaus auch verschärfen kann. Deshalb gilt, wie für alle Formen von Qi-Mangel: es ist sehr wichtig, die bei einem Qi-Mangel anfänglich bestehende Müdigkeit und Trägheit zu überwinden, andererseits darf man es danach aber mit der Anstrengung nicht übertreiben.

Zusammenfassend können unter anderem Kaffee, Freude und körperliche Bewegung das Herz-Qi aktivieren, alle drei aber können im Übermaß das Herz auch zu sehr anstrengen und einen bestehenden Herz-Qi-Mangel so weiter verschärfen. Es gilt also: aktivieren ja, überanstrengen nein, wieder einmal eine Frage des richtigen Maßes.

Es gibt nicht viele Nahrungsmittel, die das Herz-Qi direkt stärken, doch sollte man sie bei diesem Muster so oft wie möglich in den täglichen Speiseplan einbauen.

Nahrungsmittel, die das Herz-Qi stärken

Getreide	Mais, Polenta
Hülsenfrüchte	-
Gemüse	Rote Bete, Feldsalat (Vogerlsalat)
Obst	Longane
Nüsse, Samen	-
Fleisch	-

Fisch, Meeresfrüchte	-
Milchprodukte, Eier	Hühnerei
Würzmittel	Chili, Kakao, Paprika, Rosmarin, Thymian
Getränke	Kaffee, Rotwein
besondere	Süßholz (*gancao*), Ginseng (*ren shen*), Eleutherococcus (*ciwujia*)

Geeignete Kochmethoden

Lange Kochzeiten

Um das Qi zu stärken werden in der Chinesischen Ernährungslehre meist lange Kochzeiten eingesetzt. Die lange Kochdauer erleichtert die Verdauung der Speisen und kommt den Funktionskreisen Magen und Milz entgegen, die bei einem Qi-Mangel meistens geschwächt sind. Aus dieser Empfehlung der TCM lässt sich ableiten, dass die für einen Qi-Aufbau hilfreichen Nährstoffe durch langes Kochen nicht nur nicht zerstört, sondern sogar leichter verfügbar werden. Ein sehr gutes Beispiel für ein Qi tonisierendes Rezept mit einer langen Kochzeit ist das Reiscongee, in China *zhou* genannt und mit verschiedenen Beilagen gerne zum Frühstück gegessen. Für diesen Reisbrei werden ein Teil Reis und 6-10 Teile Wasser über mehrere Stunden gekocht, bis eine sämige Suppe entsteht. Der Reisbrei ist so leicht verdaubar, dass man sagt, er sei die erste und letzte Speise, die ein Mensch in seinem Leben verdauen könne. Gleichzeitig gibt er viel Kraft. Eine große Ausbeute an Qi und wenig Aufwand für die Verdauung: ein gutes Geschäft für die Funktionskreise Magen und Milz also. Vergleichbar mit dem Reiscongee ist in unserer Tradition das Weißbrot, mit dem Unterschied aber, dass dieses durch Gluten und Backtriebmittel im Vergleich zum Reisbrei doch eine insgesamt sehr viel ungünstigere Wirkung auf den Darm hat.

Beide, Congee und Weißbrot, haben eine hohe Glykämische Last und dadurch aus der Sicht der TCM einen tendenziell übermäßigen süßen Geschmack (was aber letztlich immer von Menge und Kombinationen abhängt). Dies ist ein Problem, das lange Kochzeiten oft mit sich bringen.

Auch Nudeln haben einen sehr viel höheren glykämischen Index, wenn sie verkocht sind, als wenn sie *al dente* zubereitet werden. In diesem Sinne stehen sich beim Stärken des Qi zwei unterschiedliche Aspekte gegenseitig im Weg und wir müssen, abhängig von der Situation, entscheiden, welchem wir den Vorzug geben:

- Raffinierter und zerkochter Reis ist sehr viel leichter zu verdauen und kann das Qi auch in einer Person stärken, deren Magen und Milz sehr schwach sind. Er hat allerdings den Nachteil, die Kohlenhydrate sehr schnell zur Verfügung zu stellen und dadurch das Milz-Qi in Bezug auf den Blutzuckerspiegel zu destabilisieren. Dies ist die bessere Wahl für Menschen mit einer sehr schwachen Verdauung, ein Baby, ein Kleinkind, eine alte oder kranke Person.

- Vollkornreis und *al dente* (mit Biss) gekochter Reis sind schwerer zu verdauen und führen bei einer Schwäche von Magen und Milz leicht zu Blähungen und ungeformten Stühlen, mit gleichzeitig verminderter Umwandlung in Qi. Sie haben aber den Vorteil, dass sie die Kohlenhydrate langsam in das Blut abgeben und dadurch den Blutzuckerspiegel stabilisieren. Dies ist die bessere Wahl für Menschen mit Übergewicht und Müdigkeit, deren Verdauung aber relativ stark ist.

Das Congee kann ebenso gut auch mit anderen Getreidesorten zubereitet werden, so mit Hirse, Buchweizen, Gerste, Weizen, Dinkel oder Roggen. Jedes Getreide besitzt seine eigene Wirkung, doch prinzipiell kann man sagen, dass lange gekochtes Getreide das Qi im Allgemeinen und das Milz- und Magen-Qi im Besonderen stärkt, ganz gleich um welches Getreide es sich handelt. Durch die Zugabe der unterschiedlichsten Zutaten kann die Wirkung eines Getreidecongees außerdem in beinahe jede erdenkliche Richtung gelenkt werden.

Zur Beruhigung der Feinschmecker unter den Lesern: die sehr langen Kochzeiten müssen natürlich nicht bei allen Speisen eingesetzt werden. Es geht mehr darum, dass das Kochen prinzipiell eingesetzt werden sollte, um die schwache Verdauung zu unterstützen. Es gilt bei einem Qi-Mangel also: besser gekocht als roh und besser lang gekocht als kurz gekocht, aber doch immer nur so lange, wie es den Zutaten guttut, die Rezepte es vorsehen und der Gaumen es gestattet.

Hohe Temperaturen

Ebenso wie lange Kochzeiten sind auch relativ hohe Kochtemperaturen hilfreich dabei, das Yang zu unterstützen und dadurch indirekt auch das Qi. Um hohe Kochtemperaturen zu erreichen, muss ohne Wasser gekocht werden, denn dieses begrenzt die Temperaturen im Normalfall auf 100°C (in einem Schnellkochtopf werden die Temperaturen noch um etwa 17 Grad heißer). Ideal sind in diesem Sinn also das Backen im Rohr, das Braten und das Rösten. Bei all diesen Kochmethoden kommt es durch die trockene Hitze zum Bräunen der Speisen und die dadurch entstehenden Aroma- und Bitterstoffe unterstützen sehr wirksam das Qi von Magen und Milz. Getreide kann zum Beispiel vor dem Kochen in der trockenen Pfanne kurz geröstet werden, bis es beginnt zu duften. Gemüse kann man auch nach kurzem Dämpfen oder Blanchieren noch einmal in der Pfanne etwas Farbe bekommen lassen. Die Speisen sollten natürlich nicht anbrennen oder verkohlen und das verwendete Öl sollte nie so heiß werden, dass es beginnt zu rauchen, denn dabei entstehen gesundheitsschädliche und krebserregende Substanzen.

Diese Kochmethoden haben bei einem Magen-Qi-Mangel den weiteren Vorteil, relativ wenig Wasser zu enthalten. Bei einem schwachen Magen sind die Magensäfte meist nicht sehr wirksam, es herrscht Hypoazidität. Wird während einer Mahlzeit mehr Flüssigkeit zugeführt, als unbedingt nötig ist, zum Beispiel durch sehr wässrige Speisen, so werden die Verdauungssäfte noch stärker verdünnt und die Verdauung weiter erschwert.

Kontraindiziert sind diese trockenen und wärmenden Kochmethoden hingegen bei Hitze oder Yin-Mangel des Magens, denn dann reizen sie den Magen zusätzlich und können die oft zu sauren Magensäfte nicht ausreichend verdünnen. Liegen - wie so oft - eine Magen-Hitze und ein Milz-Qi-Mangel gleichzeitig vor, so sollte man deshalb dem Magen zuliebe trotz allem vermehrt auf wässrige Kochmethoden zurückgreifen oder wenigstens das Rösten unterlassen.

Wenig Rohes

Rohe Nahrungsmittel sind bei einem Qi-Mangel nicht ideal, da sie sehr viel schwieriger zu verdauen sind. So überfordern sie eine bereits geschwächte Verdauung leichter bzw. liefern im Laufe einer unvollständigen Umwandlung weniger Qi (und Blut). Dies gilt vor allem für Nahrungsmittel pflanzlicher Herkunft und hier wiederum für Gemüse und Obst, Hülsenfrüchte und Getreide. Das Kochen bringt bei diesen Nahrungsmittelgruppen gleich mehrere Vorteile. Zum einen enthalten viele pflanzliche Nahrungsmittel (insbesondere Getreide und Hülsenfrüchte) Anti-Nährstoffe, also Substanzen, die den Fressfeinden der Pflanzen möglichst auf den Magen schlagen sollen. Die meisten dieser Substanzen werden durch das Kochen unschädlich gemacht und zwar im Sinne der TCM sowohl durch warme Kochmethoden (alle unseren herkömmlichen Kochmethoden) als auch durch „kalte" Kochmethoden (keimen und fermentieren). Der zweite Vorteil des Kochens liegt bei pflanzlichen Nahrungsmitteln darin, dass die meist von unverdaulichen Ballaststoffen umschlossenen Zellen aufgebrochen werden und so ihren Inhalt, die wertvollen Nährstoffe, freigeben. Die Ausbeute an Nährstoffen ist deshalb bei zubereiteten Speisen größer.

Wie wir bereits mehrmals angedeutet haben, gelten in der chinesischen Tradition auch kalte Zubereitungen wie das Entsaften, das Keimen, das Fermentieren und das Marinieren als „Kochmethoden", weil sie die Verdaubarkeit der Nahrungsmittel verbessern und so den Funktionskreisen Magen und Milz ein Stück weit entgegenkommen.

Diese kalten Kochmethoden haben allerdings auf die thermische Wirkung der Zutaten entweder einen kaum spürbaren Einfluss (Entsaften) oder machen diese sogar noch stärker kühlend (Keimen, milchsauer Fermentieren). Aus diesem Grund sind sie bei einem Qi-Mangel prinzipiell nicht geeignet. Das Kochen unter dem Einsatz von Hitze trägt dagegen dazu bei, die kühlende Wirkung vieler pflanzlicher Nahrungsmittel ein Stück weit abzufangen und die verwendeten Zutaten zu „yangisieren", ihre thermische Wirkung also in Richtung Yang zu verschieben. Dies ist bei einem Qi-Mangel neben der besseren Verdaubarkeit ein sehr willkommenes Resultat des Kochens.

Besonders wichtig ist der weitgehende Verzicht auf Rohkost bei einem Milz-Qi-Mangel, denn die Milz leidet besonders darunter, wenn die nur unvollständig verdauten Speisen im Darm liegen bleiben. Ist die Verdauung so schwach, dass der Stuhl regelmäßig unverdaute Nahrungsreste enthält, so gilt dies nach der TCM als Symptom für einen sehr schwerwiegenden Milz-Qi-Mangel oder gar einen Milz-Yang-Mangel. In einem solchen Fall bringt es für den Darm eine große Erleichterung, mehr und lange zu kochen. Es kann bei einem starken Qi-Mangel durchaus empfohlen werden, während der gesamten kalten Jahreshälfte ganz auf rohes Obst, Gemüse und Getreide (z.B. Frischkornbrei) zu verzichten. Ein Konflikt entsteht allerdings dann, wenn neben dem Qi-Mangel auch ein Blut-Mangel besteht. Wir erinnern: die Blut nährenden Nährstoffe sind zum Teil empfindlich gegenüber Hitze. Um das Blut zu nähren, benötigen wir also wenigstens zum Teil auch kurz oder „kalt" gekochte Speisen. In so einem Fall wird man deshalb einen Teil der Speisen mit "kalten" Kochmethoden zubereiten, die zwar die Verdaubarkeit verbessern, die nicht hitzebeständigen Nährstoffe aber schonen.

Die Klassifizierung der Nahrungsmittel

In der Tradition der Chinesischen Ernährungslehre werden die einzelnen Nahrungsmittel und Heilkräuter seit mehr als zwei Jahrtausenden nach denselben Kriterien klassifiziert. Diese Klassifizierung erlaubt uns ein grundlegendes Verständnis für die Wirkungen der Nahrungsmittel auf den Organismus und eine Einordnung jedes einzelnen Nahrungsmittels nach den Kategorien der TCM: Yin und Yang, die fünf Wandlungsphasen, Leere oder Fülle usf.

Die Gesichtspunkte, nach denen die Nahrungsmittel klassifiziert werden, sind deren thermische Wirkung, der Geschmack und die Wirkrichtung, also die Funktionskreise, auf welche die entsprechenden Wirkungen sich vor allem richten. Eine vierte Kategorie der Klassifizierung nennen wir „weitere Wirkungen". Es handelt sich um eine Reihe von Wirkungen, die empirische Erkenntnisse wiedergeben, ohne dabei einer besonderen Ordnung oder Logik zu folgen, eine Art Chaosecke in der TCM-Ernährungslehre.

Name	thermische Wirkung	Geschmack	Wirkrichtung	weitere Wirkungen
Amaranth	ƒ	sü bi	Dü Di Lu	☆ LU ▽ ▼ ❄ ↻ ☠

Was die Klassifizierung der Nahrungsmittel betrifft, gibt es sehr viel sowohl chinesische als auch westliche Literatur. Vergleicht man diese Quellen miteinander, so fallen immer wieder unterschiedliche Bewertungen auf. Manchmal handelt es sich um minimale und vernachlässigbare Abweichungen in der Klassifizierung, andere Male aber werden Nahrungsmittel doch auch sehr unterschiedlich beschrieben. Ich kann zu diesem mehr oder weniger harmonischen

Chorgesang nur eine weitere Stimme hinzufügen. Die Klassifizierung, die ich in den folgenden Nahrungsmittellisten verwende, folgt meist derjenigen von Massimo Muccioli in *Dietetica cinese* (L. Sotte et al., CEA, Rozzano, 2011), bisweilen aber auch anderen Quellen und in wenigen Fällen meiner persönlichen Erfahrung.

Thermische Wirkung

Die thermische Wirkung eines Nahrungsmittels beschreibt dessen Fähigkeit, das thermische Gleichgewicht des Organismus zu beeinflussen.

k   kalt
Nahrungsmittel mit einer kalten thermischen Wirkung können Hitze oder Feuer klären. In Kombination mit einer diuretischen, Feuchtigkeit ausleitenden Wirkung sind sie nützlich bei Feuchte-Hitze.
Bei einem Qi-Mangel sind kalte Nahrungsmittel immer problematisch und sollten, wenn überhaupt, nur in sehr kleinen Mengen eingesetzt werden. Am besten man konsumiert kalte Nahrungsmittel nur in Kombination mit wärmenden und nur dann, wenn äußere oder innere Hitze es tatsächlich notwendig machen, also zum Beispiel während einem heißen Sommertag.

f   erfrischend
Nahrungsmittel mit einer erfrischenden thermischen Wirkung besänftigen Hitze und schützen so das Yin. Sie bringen den Körper dazu, das thermische Gleichgewicht eher in Richtung Yin zu verschieben.
Bei einem Qi-Mangel sind sie mit einer gewissen Vorsicht einzusetzen, auch wenn man nicht auf sie verzichten kann und

soll. Vor allem bei einem Milz-Qi-Mangel ist es wichtig, sie durch wärmende Kochmethoden oder Kombinationen mit wärmenden Zutaten besser verdaulich zu machen. Besondere Vorsicht ist bei Anzeichen für Kälte angesagt, wie sie einen Qi-Mangel manchmal begleiten können.

n   **neutral**
Neutrale Nahrungsmittel haben keinen spürbaren Einfluss auf das thermische Gleichgewicht.
Bei einem Qi-Mangel (wie bei allen anderen Mustern) sind sie in Bezug auf die thermische Wirkung unbedenklich und bilden die Basis der täglichen Ernährung.

w   **warm**
Nahrungsmittel mit einer warmen thermischen Wirkung bringen den Organismus dazu, sein thermisches Gleichgewicht eher in Richtung Yang zu verschieben und unterstützen so Qi und Yang. Bei einem Qi-Mangel sind warme Nahrungsmittel sehr hilfreich. Das Qi sorgt unter anderem für Wärme und Bewegung im Körper. Beide Faktoren können durch einen größeren Anteil an wärmenden Nahrungsmitteln unterstützt und verstärkt werden. Besonders gilt dies dann, wenn es in Folge des Qi-Mangels auch zu leichten Kältezeichen kommt.

h   **heiß**
Heiße Nahrungsmittel treiben innere oder von außen eingedrungene Kälte aus und unterstützen das Yang. In Kombination mit einem scharfen Geschmack befreien sie die Oberfläche von eingedrungener Wind-Kälte.
Bei einem Qi-Mangel haben heiße Nahrungsmittel eine wichtige unterstützende Funktion. Angesichts ihrer stark einseitigen Wirkung sollten sie aber dennoch mit Vorsicht und besser immer in Kombination mit neutralen oder gegebenenfalls auch leicht kühlenden Nahrungsmittel eingesetzt werden, da bei einem

Übermaß auch vor dem Hintergrund eines Qi-Mangels pathologische Hitze entstehen kann.

Geschmack

Es gibt in der Chinesischen Ernährungslehre fünf Geschmäcker. Jeder Geschmack ist einer der fünf Wandlungsphasen und einem Yin-Funktionskreis (*zang*) zugeordnet: sauer der Wandlungsphase Holz und der Leber, bitter der Wandlungsphase Feuer und dem Herzen, süß der Wandlungsphase Erde und der Milz, scharf der Wandlungsphase Metall und der Lunge, salzig der Wandlungsphase Wasser und der Niere. Vor allem aber steht jeder Geschmack für eine Reihe von Wirkungen, die ein Nahrungsmittel mit dem entsprechenden Geschmack charakterisieren. Der Geschmack nach der TCM entspricht in den meisten Fällen dem Geschmack, den wir auf der Zunge wahrnehmen; in manchen Fällen aber kann in der TCM einem Nahrungsmittel ein Geschmack auch allein auf Grund seiner Wirkungen zugeschrieben werden.

sr   sauer
Der saure Geschmack zieht zusammen, wirkt adstringierend, hält Flüssigkeiten im Körper zurück und festigt die Gewebe.
Bei einem Qi-Mangel haben saure Nahrungsmittel den Nachteil, dass sie durch die adstringierende Wirkung Flüssigkeiten im Körper zurückhalten und dadurch das innere Klima insgesamt feuchter wird. Dadurch kommt es bei einem Qi-Mangel leichter zu einer Ansammlung von Feuchtigkeit.
Eine Ausnahme sind die mit dem Milz-Qi-Mangel verwandten Muster „Das Milz-Qi kann das Blut nicht halten" und „Das Milz-Qi sinkt ab". Hier ist die festigende, adstringierende und Blutungen stillende Wirkung von manchen sa:uer-adstringierenden Nahrungsmitteln sehr nützlich.

bi bitter

Der bittere Geschmack leitet nach unten, über Stuhl und Urin aus, er wirkt harntreibend oder abführend, er trocknet, verhärtet und leitet in Kombination mit einer kühlenden thermischen Wirkung Hitze aus.

Bei einem Qi-Mangel wirkt die trocknende und Feuchtigkeit ausleitende Wirkung von bitteren Nahrungsmitteln prinzipiell positiv und unterstützend, zumal dann, wenn sie eine wärmende thermische Wirkung haben. Einen besonderen Bezug haben bittere Nahrungsmittel zum Funktionskreis Herz, das sie, in einem ausgewogenen Maß konsumiert, stärken. Eine besonders positive Wirkung haben bittere Nahrungsmittel auch bei einem Magen-Qi-Mangel, während sie bei einem Milz-Qi-Mangel die Abwärtstendenz des Qi (zum Beispiel einen Durchfall) verstärken können. Besonders problematisch ist der bittere Geschmack bei dem Muster „Das Milz-Qi sinkt ab".

sü süß

Der süße Geschmack tonisiert das Qi, nährt Blut und Körpersäfte, wirkt entspannend und harmonisierend sowie leicht schweißtreibend.

Bei einem Qi-Mangel ist der süße Geschmack immer der wichtigste, denn er ist es, der als einziger das Qi tatsächlich stärken kann. Der süße Geschmack wirkt allerdings auch befeuchtend, wenn er zu stark (übermäßig) ist oder zu große Mengen an süßen Nahrungsmitteln aufgenommen werden.

Dem süßen Geschmack untergeordnet ist der fade Geschmack, der harntreibend wirkt. Fade Nahrungsmittel sind vor allem bei einem Milz-Qi-Mangel die beste Wahl, um Feuchtigkeit auszuleiten.

sc scharf

Der scharfe Geschmack dynamisiert, bewegt das Qi nach außen (an die Körperoberfläche) und nach oben, er zerstreut Qi- und Blut-Stagnation, öffnet die Poren und wirkt schweißtreibend.

Bei einem Qi-Mangel haben scharfe Nahrungsmittel den Vorteil, dass sie stagnierendes Qi bewegen und auch insgesamt mehr Dynamik in den Organismus bringen, was das Qi zwar nicht vermehrt, aber unterstützt. Ein Übermaß an scharf-schweißtreibenden Nahrungsmittel führt allerdings dazu, dass das Qi stark zerstreut und dadurch verbraucht wird.

Einige scharfe Nahrungsmittel können auch als aromatisch bezeichnet werden. Sie unterstützen vor allem die Verdauung und die Transformation und sind bei einem Milz-Qi-Mangel sehr hilfreich.

sz salzig

Der salzige Geschmack weicht Verhärtungen auf, bildet Körperflüssigkeiten, bewegt nach innen und unten, stärkt den Funktionskreis Niere und wirkt zentrierend. Außerdem hat der salzige Geschmack durch seine Abwärtsbewegung zum Teil eine abführende Wirkung.

Zu einem Qi-Mangel hat der salzige Geschmack keinen direkten oder eindeutigen Bezug.

Wirkrichtung

Die Wirkrichtung beschreibt einen oder mehrere Funktionskreise, auf die sich die Wirkungen eines Nahrungsmittels vor allem richten. Meist besteht ein direkter Zusammenhang zwischen Art der Wirkung und Wirkungsrichtung. So richtet sich eine Blut nährende

Wirkung meist auf die Leber, eine Yang tonisierende auf die Niere, eine Qi stärkende sehr häufig auf Milz oder Lunge.

Le   Leber
Diese Wirkrichtung hat meist keinen Bezug zur Fähigkeit, das Qi zu stärken.

Gb   Gallenblase
Diese Wirkrichtung hat meist keinen Bezug zur Fähigkeit, das Qi zu stärken.

He   Herz
Diese Wirkrichtung bezieht sich in den allermeisten Fällen auf andere Wirkungen eines Nahrungsmittels (bewegt das Herz-Blut, nährt das Herz-Blut) und nicht auf die Fähigkeit, das Herz-Qi zu stärken.

Dü   Dünndarm
Diese Wirkrichtung hat meist keinen Bezug zur Fähigkeit, das Qi zu stärken.

Mi   Milz
Bei einem Nahrungsmittel, welches das Qi stärkt, bedeutet diese Wirkrichtung in den meisten Fällen, dass diese Wirkung sich auf die Milz richtet. In dieser Kombination geeignet bei einem Milz-Qi-Mangel.

Ma   Magen
Bei einem Nahrungsmittel, welches das Qi stärkt, bedeutet diese Wirkrichtung in den meisten Fällen, dass diese Wirkung sich auf den Magen richtet. Eine weitere Wirkung mit dieser Wirkrichtung ist außerdem „öffnet den Magen". In beiden Kombinationen geeignet bei einem Magen-Qi-Mangel

Lu Lunge
Bei einem Nahrungsmittel, welches das Qi stärkt, bedeutet diese Wirkrichtung in den meisten Fällen, dass diese Wirkung sich auf die Lunge richtet. In dieser Kombination geeignet bei einem Lungen-Qi-Mangel. Weitere häufige Wirkungen mit dieser Wirkrichtung sind außerdem „befeuchtet", „löst Schleim" und „lindert Husten".

Di Dickdarm
Diese Wirkrichtung hat meist keinen Bezug zur Fähigkeit, das Qi zu stärken.

Ni Niere
Diese Wirkrichtung hat meist keinen Bezug zur Fähigkeit, das Qi zu stärken.

Bl Blase
Diese Wirkrichtung hat meist keinen Bezug zur Fähigkeit, das Qi zu stärken.

Weitere Wirkungen

LR stärkt den Funktionskreis Leber (*liver*)
Der Funktionskreis Leber ist nicht von einem Qi-Mangel betroffen. Diese Wirkung bezieht sich meist auf die Fähigkeit eines Nahrungsmittels, die Yin-Wurzel der Leber zu stärken.

HE stärkt den Funktionskreis Herz (*heart*)
Sehr nützlich bei einem Herz-Qi-Mangel und einem Herz-Yang-Mangel.

SP stärkt den Funktionskreis Milz (*spleen*)
Sehr nützlich bei einem Milz-Qi-Mangel. Indirekt nützlich bei allen anderen Formen von Qi-Mangel, da durch eine stärkere Milz allgemein mehr Qi zur Verfügung gestellt werden kann.

LU stärkt den Funktionskreis Lunge (*lung*)
Sehr nützlich bei einem Lungen-Qi-Mangel. Indirekt nützlich bei allen anderen Formen von Qi-Mangel, da durch eine stärkere Lunge allgemein mehr Qi zur Verfügung gestellt werden kann.

KI stärkt den Funktionskreis Niere (*kidney*)
Je nach Ausrichtung eines Nahrungsmittels bezieht sich diese Wirkung auf eine Stärkung der Yin- oder der Yang-Wurzel der Niere. Diese Muster fallen allerdings nicht unter einen Qi-Mangel.

⊎ öffnet den Funktionskreis Magen und verbessert den Appetit
Sehr nützlich bei einem Magen-Qi-Mangel. Indirekt nützlich bei einem Milz-Qi-Mangel.

☆ stärkt das Qi
Vor allem das Qi im Allgemeinen wird hiervon vermehrt und gestärkt; diese Wirkung ist sehr nützlich bei einem allgemeinen Qi-Mangel, indirekt nützlich bei jeder anderen Form von Qi-Mangel.
Teilweise haben die so bezeichneten Nahrungsmittel einen exzessiv süßen Geschmack.

★ nährt das Blut
Auch das Blut kann das Qi unterstützen, deshalb zum Teil indirekt nützlich bei einem Q-Mangel. Nahrungsmittel mit dieser Wirkung sind allerdings oft schwer zu verdauen und umzuwandeln und können bei einem Milz-Qi-Mangel in größeren Mengen problematisch sein.

- ● nährt das Yin
Kein direkter Bezug zu einem Qi-Mangel. Diese Nahrungsmittel sind oft schwer umzuwandeln und wirken befeuchtend, deshalb Vorsicht bei Milz- und Lungen-Qi-Mangel.

- ☉ stärkt das Yang
Diese Nahrungsmittel sollten bei einem Qi-Mangel immer auch eingesetzt werden.

- ❋ klärt Hitze und Feuer
Meist Nahrungsmittel mit einer erfrischenden oder kalten thermischen Wirkung. Sie sind bei einem Qi-Mangel problematisch, vor allem wenn es Anzeichen für Kälte gibt. Man sollte sie nur einsetzen, wenn es neben dem Qi-Mangel klare Anzeichen für innere oder äußere Hitze gibt.

- ☼ wärmt, vertreibt Kälte
Prinzipiell günstig bei jeder Form von Qi-Mangel, vor allem natürlich wenn es Anzeichen für Kälte gibt.

- 🍽 unterstützt die Verdauung
Sehr nützlich bei Magen- und Milz-Qi-Mangel.

- ⌘ beseitigt Nahrungsstagnation
Nützlich bei einem Magen-Qi-Mangel, wenn es durch die Schwäche des Magen-Qi zur Stagnation von Nahrung kommt.

- ↰ harmonisiert nach oben rebellierendes Qi
Günstig, wenn es bei einem Magen-Qi-Mangel zu rebellierendem Magen-Qi kommt.

▽ wirkt harntreibend
Günstig, wenn es in Folge eines Qi-Mangels zur Ansammlung von Feuchtigkeit oder „Wasser" im Gewebe kommt, was vor allem bei Milz- und Lungen-Qi-Mangel häufig vorkommt.

☂ entfernt Feuchtigkeit oder wandelt sie um
Sehr nützlich, wenn sich bei einem Milz- oder Lungen-Qi-Mangel Feuchtigkeit ansammelt.

◑ leitet Feuchte-Hitze aus
Kein direkter Bezug zu einem Qi-Mangel, aber bisweilen indirekt nützlich für das Milz-Qi. Feuchte-Hitze kann unter anderem eine Folge von Milz-Qi-Mangel sein und sie behindert und schwächt das Milz-Qi.

Ⓢ entfernt Schleim
Kein direkter Bezug zu einem Qi-Mangel, aber bisweilen indirekt nützlich für das Lungen-Qi. Eine Ansammlung von Schleim kann unter anderem eine Folge von Milz- oder Lungen-Qi-Mangel sein und sie behindert und schwächt ihrerseits das Lungen-Qi.

🖐 lindert Husten
Günstig, wenn es unter anderem bei einem Lungen-Qi-Mangel zu rebellierendem Lungen-Qi kommt.

👁 verbessert die Sicht
Kein direkter Bezug zu einem Qi-Mangel.

🍸 nährt die Körperflüssigkeiten
Diese Nahrungsmittel können im Übermaß die Bildung von Feuchtigkeit unterstützen, deshalb Vorsicht damit vor allem bei einem Milz-Qi-Mangel.

● befeuchtet (v.a. Lunge und Dickdarm)
Diese Nahrungsmittel können die Bildung von Feuchtigkeit stark unterstützen; Vorsicht damit bei einem Milz-Qi-Mangel und große Vorsicht bei einem Lungen-Qi-Mangel.

▼ wirkt abführend
Vorsicht bei einem Milz-Qi-Mangel mit weichen Stühlen oder chronischem Durchfall, diese Nahrungsmittel verstärken diese Tendenz. Die Nahrungsmittel haben eine nach unten gerichtete Wirkung und sind deshalb auch nicht geeignet bei dem Muster „Das Milz-Qi sinkt ab".

▼ stoppt den Durchfall
Kein direkter Bezug zu einem Qi-Mangel, aber nützlich bei einem Milz-Qi-Mangel mit weichen Stühlen oder chronischem Durchfall. Die Wirkung dieser Nahrungsmittel lindert das Symptom Durchfall, wirkt aber nicht auf dessen Ursachen, den Qi-Mangel.

⇨ bewegt das Qi
Kein direkter Bezug zu einem Qi-Mangel. Dennoch nützlich, wenn es in Folge eines Qi-Mangels zu meist lokalen Qi-Stagnationen kommt. Nützlich bei einem Magen- oder Milz-Qi-Mangel, wenn es vor allem im Bereich der Verdauung zur Stagnation von Feuchtigkeit und Qi kommt. In großen Mengen bei einem Qi-Mangel problematisch, da durch das Bewegen immer auch viel Qi verloren geht.

➡ bewegt das Blut
Nützlich bei einem Herz-Qi-Mangel, wenn in Folge der Schwäche des Herz-Qi das Blut nicht ausreichend bewegt werden kann und stagniert.

≈ lindert Schmerzen
Kein direkter Bezug zu einem Qi-Mangel.

ᵁ stoppt Blutungen
Nützlich bei einer Blutung in Folge eines Milz-Qi-Mangels („Das Milz-Qi kann das Blut nicht halten"), sofern das Nahrungsmittel auch Qi- oder Milz stärkende Wirkungen hat. Andere Nahrungsmittel mit dieser Wirkung sind geeignet bei Blutungen auf Grund von Blut-Hitze (kühlende Wirkung) oder von Blut-Stagnation (Blut bewegende Wirkung).

☺ beruhigt den Geist
Kein direkter Bezug zu einem Qi-Mangel.

⊛ kühlt das Blut, klärt Blut-Hitze
Kein direkter Bezug zu einem Qi-Mangel.

☠ entgiftet
Kein direkter Bezug zu einem Qi-Mangel.

🏆 stärkt Muskeln, Sehnen und Knochen
Kein direkter Bezug zu einem Qi-Mangel.

⚇ vermehrt die Milchproduktion
Kein direkter Bezug zu einem Qi-Mangel.

α vermehrt oder schützt die Essenz
Kein direkter Bezug zu einem Qi-Mangel.

฿ vertreibt Wind-Kälte und Wind-Kälte-Feuchtigkeit von der Oberfläche
Kein direkter Bezug zu einem Qi-Mangel.

↻ wirkt schweißtreibend, öffnet die Poren der Haut
Kein direkter Bezug zu einem Qi-Mangel. Dennoch nützlich wenn in Folge eines Lungen- oder Abwehr-Qi-Mangels Wind-

Kälte oder Wind-Hitze in die Körperoberfläche eindringen und das Abwehr-Qi blockieren.

Weitere Wirkungen - Übersicht

LR	stärkt den Funktionskreis Leber (*liver*)
HE	stärkt den Funktionskreis Herz (*heart*)
SP	stärkt den Funktionskreis Milz (*spleen*)
LU	stärkt den Funktionskreis Lunge (*lung*)
KI	stärkt den Funktionskreis Niere (*kidney*)
⊌	öffnet den Funktionskreis Magen und verbessert den Appetit
☆	stärkt das Qi
★	nährt das Blut
●	nährt das Yin
☉	stärkt das Yang
❋	klärt Hitze und Feuer
✿	wärmt, vertreibt Kälte
⦿	unterstützt die Verdauung
⌘	beseitigt Nahrungsstagnation
∩	harmonisiert nach oben rebellierendes Qi
▽	wirkt harntreibend
☂	entfernt Feuchtigkeit oder wandelt sie um
◑	leitet Feuchte-Hitze aus
Ⓢ	entfernt Schleim
✋	lindert Husten
◉	verbessert die Sicht
⍾	nährt die Körperflüssigkeiten
◆	befeuchtet (v.a. Lunge und Dickdarm)
▼	wirkt abführend
▼	stoppt den Durchfall
⇨	bewegt das Qi
➡	bewegt das Blut
≈	lindert Schmerzen
Ⓤ	stoppt Blutungen
☺	beruhigt den Geist
⊛	kühlt das Blut, klärt Blut-Hitze
☠	entgiftet
♈	stärkt Muskeln, Sehnen und Knochen
⚕	vermehrt die Milchproduktion
α	vermehrt oder schützt die Essenz
℗	vertreibt Wind-Kälte und Wind-Kälte-Feuchtigkeit von der Oberfläche
↻	wirkt schweißtreibend, öffnet die Poren der Haut

Geeignete und ungeeignete Nahrungsmittel

In den folgenden Listen werden alle wichtigen Nahrungsmittel angeführt. Neben den allgemeinen Informationen über die jeweilige Klassifizierung nach der Chinesischen Medizin gibt die Schreibweise eines jeden Nahrungsmittels Auskunft über dessen möglichen Nutzen oder Schaden in Bezug auf die in diesem Band besprochenen Qi-Mangel-Muster:

- ein nicht näher gekennzeichnetes Nahrungsmittel hat keinen eindeutigen Bezug zu einem Qi-Mangel, kann also im Rahmen einer ausgewogenen und abwechslungsreichen Ernährung in normalen Mengen eingesetzt werden;
- ein **in Fettschrift geschriebenes Nahrungsmittel** ist bei einem Qi-Mangel besonders günstig; verwende es ruhig öfter und iss mehr davon;
- ein einfach unterstrichenes Nahrungsmittel ist bei einem Qi-Mangel aus einem oder mehreren Gründen ungünstig oder problematisch; versuche, es seltener oder in kleineren Mengen zu verwenden;
- ein doppelt unterstrichenes Nahrungsmittel ist bei einem Qi-Mangel besonders ungünstig; versuche, es möglichst ganz zu vermeiden. (*Nota bene*: in Bezug auf einen Qi-Mangel habe ich es bei keinem Nahrungsmittel für angebracht gehalten, diese Beurteilung zu geben.)

Normalerweise besteht bei einem Menschen nicht nur ein einziges Störungsmuster, sondern eine Kombination von drei, vier, fünf oder mehr Mustern, die sehr oft auch ursächlich miteinander verknüpft sind. In diesen Fällen sollte die Ernährung nicht nur das Qi stärken, sondern auch die anderen Bedürfnisse und Ungleichgewichte berücksichtigen. Die hier gegebenen Indikationen beziehen sich allein auf einen Qi-Mangel. Bestehen neben dem Qi-Mangel Feuchtigkeit, Trockenheit, Hitze oder Kälte (um nur einige zu nennen), so können die Empfehlungen deshalb durchaus auch von den hier gegebenen abweichen. In schwierigen Fällen kann nur eine individuelle Beratung auf Grund einer Befundung nach der TCM Klarheit schaffen.

Getreide

Getreide sind bei einem Qi-Mangel die wohl wichtigste Gruppe von Nahrungsmitteln, denn sie gelten in der TCM-Ernährung als *die* Qi tonisierenden Nahrungsmittel schlechthin. Im Kapitel über die besonders wertvollen Nahrungsmittel haben wir allerdings bereits darauf hingewiesen, dass es einen großen Unterschied macht, ob die Getreide in Form raffinierter Mehle oder im ganzen Korn gekocht auf den Tisch kommen. Das einzige Muster, bei dem auch Mehl große Vorteile hat, ist eine fortgeschrittene Schwäche des Milz-Qi, bei der die Verdauungskraft so stark eingeschränkt ist, dass andere Formen von Getreide schlicht nicht mehr verdaut werden können. Eine bedeutend bessere Wahl (und eine mindestens ebenso leicht verdauliche Speise) wäre dann allerdings ein lange gekochter Getreidebrei.

Die Feuchtigkeit ist zwar nicht Thema dieses Bandes, doch soll darauf hingewiesen werden, dass es in Bezug auf die Entstehung von Feuchtigkeit bei den unterschiedlichen Getreidesorten große Unterschiede gibt. Das Problem Feuchtigkeit wird bei einem Qi-Mangel immer dann besonders akut, wenn der Funktionskreis Milz betroffen ist. Das am stärksten befeuchtende Getreide ist der Weizen, daran anschließend die mit ihm verwandten Sorten wie Hartweizen, Kamut oder Dinkel. Sehr viel weniger befeuchtend, ja sogar leicht diuretisch wirken Getreidesorten wie Hirse, Mais und Amaranth. Um die Entstehung von Feuchtigkeit beim Getreidekonsum zu vermindern ist also neben einem weitgehenden Verzicht auf sehr fein gemahlene oder raffinierte Mehle auch eine Einschränkung der genannten befeuchtenden Getreidesorten wichtig. Allerdings sind Weizen, Dinkel und Co. zugleich auch die am stärksten Blut und Yin nährenden Getreidesorten, haben also bei anderen Mustern durchaus auch Vorteile.

Gekeimtes Getreide und Getreidegras behalten zwar die Fähigkeit bei, das Qi zu stärken, erhalten aber eine eher kühlende, bewegende und vor allem sehr viel stärker nährende Wirkung (Blut und Yin). Die im Getreide enthaltenen Ballaststoffe wirken kühlend, zum Teil auch leicht entgiftend, sie unterstützen den Stuhlgang und damit insgesamt die Verdauung. Bei einem starken Qi-Mangel, vor allem wenn der Funktionskreis Milz davon betroffen ist, sollte man davon nicht zu große Mengen aufnehmen und zum Beispiel auf die besonders ballaststoffreiche Kleie verzichten.

Wenigstens eine Mahlzeit am Tag, besser aber zwei sollten bei einem Qi-Mangel immer volles Getreide beinhalten. Ideal ist dies zum Frühstück oder zum Mittagessen, also während der ersten Tageshälfte.

Amaranth	f	sü bi	Dü Di Lu	☆ ▽ ▼ ❋ ∩ ☠ LU
Basmatireis	n	sü	Mi Ma	☂ ☆ ⇨ SP
Buchweizen	f	sü bi	Mi Ma Di He	SP ☂ ◗ ⌘ ∩ ◉ ❋
Dinkel	n	sü	Mi Ma Le	SP ☆ ○ ◉ ★ ☺
Gerste	f	sü sz	Mi Ma Bl	SP ◉ ⌘ ❋ ○ ▽ ◗
Gerste, gekeimt	n	sü	Ma Mi	◉ ⌘ ☆ ○ ⇨
Grünkern	w	sü sr	Le Mi He	☆ LR ☂ ★
Hafer	nw	sü sz	Mi Ma	SP ☆ ∩ ♇ ☂ ☺
Hiobstränensamen	f	sü	Mi Lu Ni Di	SP ☂ ⌘ ❋ ☠ ▽
Hirse	f	sü sz sc	Mi Ma Ni	☆ KI SP ∩ ❋ ★ ▽
Kamut	n	sü	Mi	☆ SP ★
Klebreis	w	sü	Mi Ma Lu	SP ◉ ⅃ LU ⊙ ▼
Langkornreis	n	sü	Mi Ma	☆ ▼ ☂
Mais – Polentagries	n	sü	Ma Ni Bl	◉ ∩ ⅃ ▽ ☂
Quinoa	w	sü sr	Mi Ni	KI ⊙ ☆ ♇ ★
Roggen	n	sü bi	Mi Le Ga	♇ ⇨ ➡ ♇ ▽ ☆

Rundkornreis	*n*	sü	Mi Ma	☆ SP ∩ ☂ ▼ 🌱
Sorghum	*w*	sü ad	Mi Ma Di	☼ SP ʊ ▼
Weizen	*f*	sü	Mi Ni He	☆ SP ☺ ❄ ★ ◉ ∪
Weizen, Weißmehl	*w*	sü	Mi Le	☆ ♦ 🌱
Weizen, gekeimt	*k*	sc sü	-	❄ ☠ ▽ ◉ ★
Weizen, Kleie	*fk*	sü	Ma	🍲 ❄
Wildreis	*w*	sü bi	Ni Bl	KI ☼ ★

Hülsenfrüchte

Nach den Getreiden sind die Hülsenfrüchte die besten Qi-Tonika unter den Nahrungsmitteln. Hier allerdings gibt es keine befeuchtenden Wirkungen, im Gegenteil, Hülsenfrüchte haben durch die Bank eine gewisse Fähigkeit, die Diurese anzukurbeln und Feuchtigkeit auszuleiten. Das kommt uns bei einem Qi-Mangel mit einem generell eher feuchten inneren Klima sehr zugute, vor allem dann, wenn die Milz vom Qi-Mangel betroffen ist.

Ein Problem in Bezug auf die Hülsenfrüchte ist die Bekömmlichkeit. Mit den im Kapitel über besonders wertvolle Nahrungsmittel beschriebenen Kochmethoden sollte sich diese verbessern lassen. Außerdem macht bei Hülsenfrüchten ein regelmäßiger Verzehr (mindestens ein- bis zweimal pro Woche) die Verdauung meist sehr viel leichter. Aller Erfahrung nach würde ich sagen, dass Hülsenfrüchte (ebenso wie volle, im ganzen Korn gekochte Getreide) in einem gesunden Darm zwar den einen oder anderen Pups nach sich ziehen, die Stuhlmenge vermehren und den Stuhl weicher werden lassen, aber doch insgesamt eine positive, harmonisierende Wirkung auf die Verdauung haben. Ist das Gegenteil der Fall und führen Hülsenfrüchte zu auffallend starken Blähungen und weichen Stühlen, so haben wir es sehr oft mit den TCM-Mustern von Feuchtigkeit oder Feuchte-Hitze in der Milz zu tun. In diesen Fällen ist es nötig, erst den

Darm zu sanieren, sprich zunächst einmal Feuchtigkeit oder Feuchte-Hitze auszuleiten, um dann diese Nahrungsmittel besser verdauen zu können.

In der Küche sollten Hülsenfrüchte bei einem Qi-Mangel regelmäßige Verwendung finden. In Frage kommen auch alternative Verwendungsformen, wie zum Beispiel Tofu, Linsen- oder Kichererbsenmehl, chinesische Glasnudeln oder Sprossen und Keime. Wen die langen Einweich- und Kochzeiten von der Verwendung von Hülsenfrüchten abhalten, der sollte meines Erachtens nach lieber auf gute Konserven zurückgreifen, als ganz darauf zu verzichten.

Azukibohne	n	sü sr	Mi Dü He	SP ☂ ▽ ➡ ★ ♈ ☠
Bohne, schwarz	n	sü	Ni Le Mi	KI ● ▽ ☠ ☆ ▼
Bohne, weiß	n	sü	Mi Ni	▽ ☆ ❄ ▼
Erbse	nf	sü	Mi Ma	SP ∩ ♟ ▽ ⚕ ★ ☠
Kichererbse	nf	sü	Mi Ma He	☆ ♟ ▣ ▽ ▼ ★ ☺
Kidneybohne	n	sü	Mi Ni Le	♟ ☂ ★ ▽ ▼ ☆
Linse	n	sü	Mi Ma Di Ni	☆ ★ ⚕ ➡ α ▽ ▼
Mungbohne	f	sü	He Ma Le	❄ ☺ ▽ ◐ ☠ Ⓢ
Saubohne	n	sü	Mi Ma	▣ SP ♈ ☂ ▽ ♈
Sojabohne, gelb	n	sü	Mi	SP ★ ☺ ♩ ▽ Ⓢ ☠
Sojabohne, schwarz	f	sü	Ni Mi Le	KI SP ● ☺ ▽ ❄ ◐
Tofu	fk	sü	Mi Ma Di	☆ ∩ ▣ ♦ ❄ ▽ ☠

Gemüse

Die Gemüse sind eine Gruppe von Nahrungsmitteln mit vielen sehr positiven Wirkungen auf die Gesundheit und sie sollten unbedingt häufig und in ausreichenden Mengen auf den Tisch kommen. Bei einem

Qi-Mangel allerdings sind viele Gemüsesorten nicht sehr hilfreich und einige Gemüsesorten sogar eher problematisch.

Beginnen wir am positiven Ende: alle kohlenhydrathaltigen Gemüse (Kartoffel, Mais, Kürbis, Karotte etc.) gelten in der TCM als Qi-Tonika, wenn auch nicht als so wertvolle wie Getreide und Hülsenfrüchte. Diese Gemüsesorten sollten die Getreide deshalb als Grundnahrungsmittel oder Sättigungsbeilage nur selten, aber nicht regelmäßig ersetzen. Dies ist gerade bei einem Qi-Mangel sehr wichtig. Eine zentrale Rolle im Stärken des Qi haben auch alle Pilze, und hier können wir auch die in der TCM viel verwendeten Heilpilze mit einschließen. Die stärkende Wirkung der Pilze richtet sich auf unterschiedliche Funktionskreise, schließt aber Magen und Milz immer mit ein. Eine zwar meist nicht direkt stärkende, aber doch positive Wirkung auf das Qi haben auch die Kohlsorten. Die Vertreter der Zwiebelfamilie bewegen das Qi und sind gute Tonika des Yang. Sie haben daher auch bei einem Qi-Mangel einen positiven Einfluss. Besonders stark unterstützend wirken sie durch den scharfen Geschmack auf das Qi des Funktionskreises Lunge. Vorsichtig sollte man mit stark schweißtreibenden Gemüsen wie Frühlingszwiebel oder Knoblauch nur dann sein, wenn es darum geht, das Qi bei einem allgemeinen Qi-Mangel nicht zu stark zu zerstreuen.

Problematisch ist bei einem Qi-Mangel vor allem die kühlende Wirkung vieler Gemüsesorten, z.B. von Gurke, Chinakohl, Tomate und Meeresalgen. Betrifft der Qi-Mangel den Funktionskreis Milz und gibt es weiche Stühle oder gar einen chronischen Durchfall, so kann auch der bittere Geschmack vieler Gemüsesorten zu einer Verschlechterung der Symptome führen, zumal wenn sie auch eine abführende Wirkung besitzen. In der folgenden Liste habe ich dennoch nicht sehr viele Gemüse als ungünstig gekennzeichnet, weil die allermeisten ungünstigen Wirkungen durch geeignete Kochmethoden und Kombinationen mit anderen Zutaten ausgeglichen werden können. Es geht meiner Erfahrung nach bei einem Qi-Mangel nicht darum, auf Gemüse weitgehend zu verzichten, sondern die richtigen Rezepte für die Zubereitung zu wählen. Yangisierende Kochmethoden und ausreichend wärmende und bewegende Kräuter und Gewürze, außerdem die Kombination mit Getreiden, Hülsenfrüchten und kleinen Mengen tierischer Nahrungsmittel machen beinahe jedes Gemüse zu einer guten Wahl, selbst wenn der Funktionskreis Milz von einem Qi-Mangel betroffen ist.

Vermeiden sollte man bei einem Qi-Mangel allerdings übertrieben große Mengen an wässrigem, das Qi nicht stärkendem Gemüse. Außerdem sind Zubereitungen, die eine kühlende Wirkung nicht ausreichend korrigieren nicht ideal, also vor allem der Verzehr von rohem Gemüse in Form von Salaten, Gemüsesäften oder Smoothies.

Name				
Agaragar (Alge)	k	sü sz	Di Lu Le	❄ ◗ ▼ ▽ Ⓢ ☠
Alfalfasprossen	f	sü bi	Mi Ma Di	❄ ◐ ▽
Artischocke	nf	bi sü sz	Mi Le Ga	❄ ☠ ▽ 🍴 LR ⇨ ◑
Aubergine	fk	sü bi	Mi Ma Lu Di	❄ ✴ ➡ ♒ ≈ ▼ ▽
Austernpilz	n	sü	Ma Mi Le	SP ☆ ☂ ≈ ☠
Avocado	f	sü	Mi Lu Di Le	▮ ○ ★ ◗ ⇨
Bambussprosse	k	sü	Ma Lu Di	Ⓢ ✋ ∩ ❄ ▽ ▼ ☺
Blumenkohl	f	sü	Ma Mi Di	🍴 ▮ ◗ ▼ ❄ ☆
Bohnen, grüne	n	sü	Mi Ni	SP KI ○ ☆ ▮
Brennessel	w	bi sz sc	Mi Ma Di	★ ➡ ♒ ▼ ▽
Brokkoli	n	sü bi	Ma Mi	🍴 ⇨ ≈ ❄ ▽ 👁
Champignon	fk	sü	Ma Mi Lu	☙ ☆ ∩ ▮ ✴ ⚕ ❄
Chicorée	k	sü bi	Mi Ma Ni	❄ ☠ ∩ ▽ 🍴
Chinakohl	k	sü	Ma Mi Di	❄ ▮ ◗ ▼ ▽ ∩ ◑
Daikon (Rettich)	f	sc sü	Ma Mi	❄ Ⓢ ✴ ◑ ∩ 🍴
Endivie	fk	bi	Ma Di Le	❄ ☠ ⇨ ∩ ▽ ▼
Feldsalat	f	sü	Ma Le	🍴 ❄ ◗ ▮ ▽
Fenchel	w	sü sc	Ma Mi Le	⇨ 🍴 SP ☼ ⚕ ⚑
Frühlingszwiebel	w	sc	Ma Lu	↺ ☉ ☼ ⚑ ⇨
Gurke	k	sü bi	Ma Lu Ni	❄ ☠ ▽ ☂ ◑ ▮
Judasohr (Pilz)	n	sü	Ma Lu Di Le	○ ▮ ☙ ✴ ♒ ☆ ◗
Karotte	nf	sü	Mi Le Lu	SP ☙ ⌘ 🍴 ★ 👁 ⚕

Kartoffel	*n*	sü	Mi Ma	SP	☆	◉	≋	▼	▽	❄
Knoblauch	*wh*	sc sü	Ma Mi Lu	☼	⌘	∩	⇨	↺	Ⓢ	⚡
Kohlrabi	*n*	sü bi sc	Mi Ma Le	◉	SP	⇨	⌘	➡	◐	♉
Kombu (Alge)	*k*	sz	Ni Le Ma	❄	✳	⚡	Ⓢ	●	▽	◑
Kopfsalat	*f*	sü bi	Ma Lu Di Le	❄	☺	▽	◐	⚶	▼	✳
Kresse	*fk*	sc bi sü	Ma Lu	❄	✋	▽	↺	◉	◐	☕
Kürbis	*w*	sü bi	Ma Mi Lu	SP	☆	♉	Ⓢ	✋	❄	
Lauch	*w*	sü sc	Ma Ni Le Lu	☼	⇨	⊙	↺	➡	◉	♖
Löwenzahn	*k*	bi sü	Ma Le Ga	❄	☠	▽	◐	◉	⚶	⇨
Mais	*n*	sü	Ma Ni Bl	☆	☂	▽	◉			
Mangold	*f*	sü bi	Ma Mi Lu	❄	⚡	▽	▼	◐	➡	♉
Meerrettich	*f*	sc sü bi	Ma Lu	Ⓢ	✋	◉	❄	◐	✳	▼
Nori (Alge)	*k*	sz sü	Ni Le Ma	Ⓢ	▽	☂	❄	☠	★	
Olive	*nf*	sü bi sr	Ma Mi Di	♉	∩	❄	⚡	♦	▼	Ⓢ
Paprika, rot	*wh*	sü sc	Mi Le	♉	◉	☼	☂	↺		
Radicchio, rot	*f*	sü bi	Ma Lu Le	♉	❄	◉	⚡	Ⓢ		
Radieschen	*f*	sc sü	Lu Mi Ma	♉	⇨	∩	❄	Ⓢ	➡	☠
Rettich	*n*	sc sü	Ma Mi	♉	∩	▽	Ⓢ			
Rote Bete	*n*	sü	Le He	★	HT	∩	▼			
Rotkohl	*n*	sü sc	Ma Mi Le	◉	❄	⇨	➡	≋		
Rukola, Rauke	*f*	sc bi	Ma Lu Ni	♉	❄	⇨	▽	☂		
Shiitakepilz	*n*	sü	Ma Mi Le	SP	♉	☕	●	☆	Ⓢ	
Spargel	*w*	sü bi sc	Mi Lu Ni	Ⓢ	✋	●	⚡	▼	▽	♦
Spinat	*f*	sü	Ma Mi Di	❄	☕	♦	▼	✳	★	♉
Sprossenkohl	*n*	sü	Ma Mi	SP	☆	✳	❄			
Stangensellerie	*f*	sü sc bi	Ma Le Ni	❄	LR	◉	KI	⇨	◐	☺
Steinpilz	*n*	sü	Mi Ma Ni	SP	KI	➡	♖	☂	⇨	≋
Süßkartoffel	*n*	sü	Mi Ma Di	SP	◉	☕	♉	▼	☆	⚡
Tomate	*fk*	sü sr	Ma Le	❄	●	✳	♉	☕	▽	▼
Wakame (Alge)	*k*	sz	Ni Le Ma	❄	✳	➡	●	Ⓢ	▽	
Weißkohl	*n*	sü	Ma Mi Le	SP	⇨	≋	♉	❄	⚡	
Wirsing	*nf*	sü sc	Ma Mi Di	◉	♦	❄	✋	▽	≋	⇨

Yamswurzel	*n*	sü	Lu Mi Ni	SP LU KI ☆ ● ♟ α
Zucchini	*f*	sü	Ma Mi Di	❋ ⊛ Ⓢ ▽ ▼
Zwiebel	*w*	sü sc sr	Ma Lu	Ⴓ ∩ ⌘ ⇨ ➡ Ⓢ ↻

Obst

Das Obst ist bei einem Qi-Mangel wohl eine der Nahrungsmittelgruppen, die am meisten Probleme bereiten. Obst hat zwar einen süßen Geschmack und durchaus die Fähigkeit, das Qi im Allgemeinen zu stärken, doch überwiegen in den meisten Fällen kühlende und nährende bzw. befeuchtende Wirkungen und ergeben im Endeffekt eine relativ negative Wirkung für das Qi.

Obstsorten, die als Qi-Tonika gelten können, sind z.B. die Dattel, die Lychee und die Weintraube. Doch betrifft die stärkende Wirkung wie gesagt mehr das Qi im Allgemeinen und nur mit wenigen Ausnahmen das Qi einzelner Funktionskreise. Auf diese Weise ähneln die meisten Obstsorten in ihrer Wirkung also im weitesten Sinne Nahrungsmitteln mit einem übermäßig süßen Geschmack, was wohl auch mit den enthaltenen Zuckern zusammenhängt. Positive Ausnahmen sind die sowohl in der Kräutermedizin als auch in der Heilküche viel eingesetzten Longan-Früchte und Jujuben (chinesische „Datteln"), beides wertvolle Tonika für Qi und Blut. Eine weitere Ausnahme ist die Papaya, deren stärkende Wirkung auf die Verdauung und den Funktionskreis Milz wohl von den enthaltenen Enzymen herrührt (vergleichbar mit der Wirkung der Ananas).

Ähnlich wie bei den Gemüsen macht es auch beim Obst einen großen Unterschied, ob es roh oder gekocht verzehrt wird. Roh oder in Form von Säften und Smoothies wirkt Obst sehr viel stärker kühlend. Als Kompott mit wärmenden Gewürzen oder als eine Zutat in einem ausgeglichenen Kochrezept hingegen werden kühlende Wirkungen zum Großteil ausgeglichen. Und auch die Menge macht natürlich einen

Unterschied. Hierbei sind vor allem Fruchtsäfte sehr problematisch, weil durch sie in konzentrierter Form große und eben oft *zu große* Mengen von Obst aufgenommen werden. Abgesehen davon haben viele im Handel erhältliche Fruchtsäfte eine sehr schlechte Qualität oder sind stark überzuckert.

Bei einem Qi-Mangel ist es also wichtig, den Verzehr von Obst nicht zu übertreiben, auf Obstsäfte und sehr stark kühlende Sorten möglichst zu verzichten und vor allem kühlende Obstsorten möglichst oft in gekochter Form zu verwenden. Vor allem bei einem Magen-Qi-Mangel ist es außerdem ratsam, das Obst nicht unmittelbar nach einer Mahlzeit zu essen, sondern entweder vorher oder weitab von den Hauptmahlzeiten. Liegt das Obst zu lange im Magen (und bei einem Magen-Qi-Mangel kann man davon ausgehen, dass die Verweildauer der Speisen im Magen verlängert ist), so kann es nämlich beginnen zu gären, was den Verdauungsprozess negativ beeinflusst und den bereits schwachen Magen zusätzlich stört.

Ein weiteres Problem beim Konsum von Obst ist die Entstehung von Feuchtigkeit. Dies ist zwar nicht unmittelbar Thema dieses Bandes, aber bei einem Milz-Qi-Mangel unbedingt zu beachten. Durch den hohen Wassergehalt und den süß-sauren Geschmack (süß befeuchtet und sauer hält die Flüssigkeiten im Körper zurück) ist das Obst wohl die Nahrungsmittelgruppe, die die meisten Körperflüssigkeiten hervorbringt, was man bei Durst und Trockenheit zu schätzen weiß. Die Schattenseite davon aber ist die stark befeuchtende Wirkung. Übrigens ist diese Säfte spendende und befeuchtende Wirkung unabhängig von der thermischen Wirkung und auch bei „warmen" Obstsorten wie Kirsche oder Pfirsich vorhanden. Die vom Obst verursachte Feuchtigkeit macht sich bei einem Übermaß vor allem in Form von weichen Stühlen, Durchfall, Blähungen oder Wassereinlagerungen im Gewebe bemerkbar.

Ananas	*nf*	sü sr	Mi Ma Bl	▮ ○ ▽ ❄ ◖◗ ⌘
Apfel	*f*	sü sr	Mi Ma Lu	▮ ◖◗ ∩ ○ ☆ ❄ ☠
Aprikose	*nw*	sr sü	Ma Lu	▮ ◆ ○ ♨ ☠ ▼ LU

Frucht				Symbole
<u>Banane</u>	*fk*	sü	Ma Di	○ ☠ ☂
<u>Birne</u>	*f*	sü sr	Lu Ma	Ⓢ ☺
<u>Brombeere</u>	*f*	sü sr	Mi Lu Ni	★ ○ U LU ▼
Dattel	*w*	sü	Mi Ma Lu	☼ ★ Ⓢ ☆
Erdbeere	*nf*	sü sr	Mi Ma Lu	▼ ▽ ☠
Feige	*n*	sü	Mi Ma Lu Di	SP ▼ ▽ ☠
Granatapfel	*n*	sü sr	Ma Di	▼ ☠
<u>Grapefruit</u>	*k*	sü sr	Ma Lu	U ○ ☠
Heidelbeere	*f*	sü sr	Le Ni Bl He	★ KI LR ▼ U ◑
Himbeere	*n*	sü sr	Le Ni	★ KI ▽ ▼ α
<u>Holunderbeere</u>	*f*	sü bi sr	Lu Mi	○ ★
<u>Honigmelone</u>	*k*	sü	Ma He Lu	▽ ☠
<u>Johannisbeere, rot</u>	*n*	sr	Lu Le	★ ○ ▽ ◑ ↺
<u>Johannisbeere, schw.</u>	*f*	sü sr	Ni Le He	○ ☺ ★ KI
Jujube	*w*	sü	Mi Ma	★ ☆ ☺ SP
<u>Kaki</u>	*k*	sü sr	Lu He Di	☀ ▼ Ⓢ ✋ ▼ U
Kirsche	*w*	sü sr	Mi Ma Ni Le	○ ★ KI ▼ ☆
<u>Kiwi</u>	*f*	sü sr	Ma Bl Ga	☀ ▽ ⌘
Kumquat	*w*	sü sr sc	Ma Le Lu	⇨ ☂ Ⓢ ✋
Longan	*nw*	sü	Mi He	SP HT ★ ☺ ☆
Lychee	*w*	sü sr	Mi Ma Le	★ ○ ☆ ⇨
Mandarine	*f*	sü sr	Mi Ma Lu	Ⓢ U ☀
Mango	*f*	sü sr	Ma	○ ☀ ▽ U
<u>Maulbeere</u>	*k*	sü sr	Le Ni Lu He	★ ○ ▼ α
Orange	*f*	sü sr	Lu Ma	U Ⓢ ○ ➡ ☠
Papaya	*n*	sü bi	Ma Mi Di	SP ☆ ➡ ★
Passionsfrucht	*f*	sü bi	He	○ ☺
Pfirsich	*w*	sü sr	Ma Di Le	○ ⇨ ➡ ▼
Pflaume	*f*	sü sr	Ma Le Ni	☀ ○ ⇨ ▽
Quitte	*f*	sr sü	Ma Lu Di	☀ ☠
<u>Sanddorn</u>	*k*	sr	Le Lu Ni	☀ α ★
Umeboshipflaume	*w*	sr sz	Lu Di Le	LU ✋ ▼ U

Wassermelone	*k*	sü	He Ma Bl	❋ 🏮 ▽ ☠ ▼ ⭕
Weintraube, rot	*n*	sü sr	Lu Mi Ni Le	🏮 ⭕ ★ ▼ ☆ ▽ ⚱
Zitrone	*fk*	sr	Ma Lu Le Di	🏮 ❋ ✋ Ⓢ <u>▼</u> ⇨ ☠

Nüsse und Kerne

Nüsse und Kerne sind eine Gruppe von Nahrungsmitteln pflanzlicher Herkunft, die in ihren Wirkungen den Nahrungsmitteln tierischer Herkunft sehr stark ähneln. Sie sind durch ihren Gehalt an Fetten und Eiweißen relativ schwer zu verdauen, ermöglichen aber andererseits eine langanhaltende Sättigung und eine Stärkung, die sehr tief greift und in vielen Fällen auch den Funktionskreis Niere erreicht, im Fall von Sesam und Walnuss sogar die Nieren-Essenz. Ganz ähnlich wie die Nahrungsmittel tierischer Herkunft haben Nüsse und Kerne bei einem Qi-Mangel zwar keine zentrale, aber doch eine wichtige unterstützende Rolle. Sie sollten regelmäßig und in kleinen Mengen gegessen werden. In großen Mengen können sie eine schwache Verdauung zu stark belasten.

Viele Nüsse und Kerne haben eine befeuchtende Wirkung, die sich sehr stark auf die Funktionskreise Lunge und Dickdarm richtet. Diese Wirkung ist bei Trockenheit in den beiden Funktionskreisen hilfreich, bei einem Qi-Mangel der Lunge und der Milz aber, wenn sich bereits zu viel Feuchtigkeit und Schleim in den Atemwegen und im Darm ansammeln, kann der Konsum von Nüssen und Kernen zu einer Verschlechterung der Situation führen. Bei Ansammlung von Schleim in der Lunge und Durchfall sollte man also mit besonders stark befeuchtenden Nüssen und Kernen vorsichtig und sparsam umgehen. Stark befeuchtend auf den Darm wirken zum Beispiel Hanf- und Leinsamen.

Einzelne dieser Nahrungsmittel besitzen durchaus auch Qi stärkende Wirkungen, allerdings richten sie sich auf unterschiedliche Funktionskreise. Walnuss, Mandel und Pinienkern stärken die Lunge,

Walnuss, Haselnuss und Pistazie stärken die Yang-Wurzel der Niere, Kastanie, Haselnuss, Kokosnuss und Kürbiskern stärken den Funktionskreis Milz. Beim Sesam bezieht sich die stärkende Wirkung auf die Niere allein auf deren Yin-Wurzel.

Cashewkern	*n*	sü	Ma Di	🍽 💧 ↶ 🍹 ☺ ☆
Erdnuss	*n*	sü	Mi Lu	⭘ ☆ 💧 Ⓢ 👶 ⋓ 🍽
Hanfsamen	*n*	sü	Di Mi Lu	💧 ⭘ ❄ ▼ ≋ ↶
Haselnuss	*n*	sü	Mi Ma Di	⋓ ☆ SP KI
Kastanie	*w*	sü sz	Mi Ma Ni	SP KI 🏆 ☆ 🍽 ▼ ⋓
Kokosnuss	*nw*	sü	Mi Ma Bl	SP 🍽 ⭘ ☆
Kürbiskern	*n*	sü	Mi Ma Di	SP ☆ ↶ 💧 👶 ▽
Leinsamen	*n*	sü	Mi Di	▼ 💧 ★ ⭘ ⊛
Mandel	*n*	sü	Lu Di	💧 ✋ ▼ LU ⭘ 👶
Pinienkern	*w*	sü	Lu Di Le Ni	★ ⭘ 💧 LU ▼ ☆ ☉
Pistazie	*w*	sü bi sc	Le Ni Mi	☉ ☼ 💧 KI ★
Sesam, schwarz	*n*	sü	Le Ni	KI LR ⭘ ★ 💧 α 👶
Sonnenblumenkern	*nw*	sü	Le Ni Lu Di	💧 ▼ ▼
Walnuss	*w*	sü	Lu Ni Di	KI ☼ LU ☉ ✋ α 💧

Fleisch

Wie bereits im Kapitel über die besonders wertvollen Nahrungsmittelgruppen angedeutet, ist der Konsum von Fleisch bei einem Qi-Mangel nicht unbedingt nötig, aber doch eine große Hilfe. Fleisch gehört zu den eher schwer verdaubaren Nahrungsmitteln und sollte deshalb nur in kleinen Mengen verzehrt werden. Fleisch kommt in der hierzulande allgemein gängigen Ernährung in viel zu großen Mengen auf den Tisch, was für die Gesundheit große Probleme mit sich bringt. Es handelt sich um ein sehr nahrhaftes und wertvolles Nahrungsmittel, aber im Übermaß gegessen führt es leicht zur Ausbildung von Hitze und zur Ansammlung von Schleim (*tan*). Es ist für die meisten Menschen ausreichend, 2-3 mal pro Woche Fleisch zu essen und auch dann sind Portionen von 70-80 g ausreichend. Ein Schnitzel kann also immer halbiert, sehr oft auch in drei oder sogar vier Portionen aufgeteilt werden. Bei einem Qi-Mangel von Milz und mehr noch Magen ist es außerdem sehr wichtig, die Bekömmlichkeit von Fleisch durch die richtige Zubereitung zu verbessern. Prinzipiell sollte es immer kleingeschnitten oder faschiert werden, außerdem kann es mariniert werden, was neben der besseren Bekömmlichkeit auch geschmacklich Vorteile bringt.

Bei einem Qi-Mangel sind alle stark nährenden Fleischsorten eher ungeeignet, weil sie – die Kehrseite der Medaille – auch entsprechend stark befeuchten. Meist können wir diese Eigenschaften unter anderem mit dem Fettgehalt des Fleisches in Verbindung bringen. Stark nährende Fleischsorten wie Ente, Gans oder Schwein können ein schwaches Qi leichter überfordern. Eine sehr viel bessere Wahl sind bei Qi-Mangel hingegen Huhn, Truthahn, Wachtel und Kaninchen. Alle diese Fleischsorten stärken das Qi der Milz, während die wärmenden Fleischsorten wie Schaf, Ziege, Rind oder Wild zudem das Yang der Nieren erreichen und bei einem Qi-Mangel selbstverständlich auch sehr nützlich sind.

In der chinesischen Heilküche wird Fleisch sehr oft als Suppe zubereitet, auch dies eine Methode, um die Bekömmlichkeit zu verbessern. Eine lange gekochte Fleischsuppe ist immer auch ein gutes Qi-Tonikum, vor allem wenn Qi stärkende Heilkräuter mit in den Suppentopf kommen. Der therapeutische Schwerpunkt einer solchen Suppe liegt dann aber doch darin, das Blut zu nähren. Fleischsuppen sind also eine wunderbare Sache bei einem gleichzeitigen Qi- und Blut-Mangel, wenn allerdings ein Qi-Mangel mit einem sehr feuchten inneren Klima einhergeht, so sind doch trockenere Zubereitungsarten von Fleisch besser geeignet.

Eine Tradition, die sich bei uns leider zunehmend verliert, ist die Zubereitung von Innereien. In der TCM spielen Innereien eine bedeutende Rolle, denn man sagt ihnen nach, hervorragende Tonika für das jeweils entsprechende Organ zu sein. Man stärkt also die Lunge indem man Lunge isst, das Herz mit Herz, den Magen mit Magen usf. Beim Verzehr von Innereien erhält die Frage nach Qualität und Sicherheit, die bei Nahrungsmitteln tierischer Herkunft generell sehr wichtig ist, noch mehr Gewicht.

Name			Organe	Symbole
<u>Ente</u>	*f*	sü sz	Lu Ni Di Ma	◉ ★ ♦ ❄ ▽
Fasan	*w*	sü sr	He Mi Ma	SP ★ 🍴 ☆
Gans	*nf*	sü	Lu Ma Mi	☆ ◉ ★ ♁ ▣
Hase	*n*	sü	Mi	SP ☆ ★
Hirsch	*wh*	sü	Ni	KI ☉ ☼ α ★ ⚕ ☆
Huhn	*w*	sü	Mi Ma	☼ SP ★ ☆ α KI 卍
Huhn, Leber	*w*	sü	Le Ni	★ ☉ 👁
Kaninchen	*f*	sü	Le Di	SP ☆ ◉ ☀ ❄
Kochschinken	*nw*	sü sz	Mi Ma	∪ ▣ SP ★
Lamm, Schaf, Ziege	*wh*	sü	Mi Ni	☼ ☆ ☉ KI ★
Pferd	*k*	sü sr	Mi Ni	❄ ☆ ♁ ♆ ★
Rind	*w*	sü	Mi Ma Ni	☼ SP ☆ ★ ♆
Rind, Knochenmark	*nw*	sü	Ni	α ☆ ♆
Rind, Leber	*w*	sü	Le	★ 👁
Rind, Niere	*w*	sü	Ni	KI ☉
<u>Schnecke</u>	*k*	sü sz	Mi Ni Le	❄ ▽ ☀ ◑ 👁 ◉
<u>Schwein</u>	*nf*	sü sz	Mi Ma Ni Le	◉ ♦ ▣ ★ ♁
<u>Schwein, Haxe</u>	*f*	sü sz	Ma Mi Ni	♦ ◉ ★ ⚕ KI α ♆
<u>Schwein, Schmalz</u>	*f*	sü	Lu Di	▣ ▼ ❄ ♦
Truthahn	*n*	sü	Mi Ma	☆ ☉ SP 🍴 ★
Wachtel	*n*	sü	Mi Ma Ni	SP ☆ ☂ ▽ ♆ KI 卍

Fische und Meeresfrüchte

Fische haben in der Ernährung nach der TCM eine durchaus mit Fleisch vergleichbare Rolle. Vor allem in Bezug auf einen Qi-Mangel aber hat Fisch einige Vorteile. So ist Fisch um einiges leichter zu verdauen als Fleisch, was gerade bei einer Schwäche von Magen und Milz sehr hilfreich ist. Der zweite Vorteil ist die leicht Feuchtigkeit ausleitende Wirkung, die praktisch allen Fischen gemeinsam ist. Diese Wirkung hat wohl damit zu tun, dass Fische sich notgedrungen gegen das Wasser zur Wehr setzen müssen, das sie umgibt. Die ausleitende Wirkung kommt uns bei einem feuchten inneren Klima, wie es bei einem Qi-Mangel häufig vorherrscht, sehr zu Gute. Zudem besitzen viele Fische die Fähigkeit, den Funktionskreis Milz zu stärken und die Verdauung zu unterstützen.

Dabei haben Fische aber absolut keine trocknende Wirkung, sondern sind im Gegenteil sehr wirksam darin, das Blut zu nähren. Bei einigen wenigen Fischen (Lachs, Hering, Sardine) ist diese nährende Wirkung so stark, dass sie die Feuchtigkeit ausleitende überdeckt. Nur diese wenigen Fische können, im Übermaß genossen, auch zu einer nennenswerten Ansammlung von Schleim führen, wie es bei Fleisch sehr viel leichter der Fall ist.

Anders als die Fische haben Meeresfrüchte meist einen stärkeren Bezug zum Funktionskreis Niere (und eventuell Leber) als zur Milz, was sich auch in ihrem häufig salzigen Geschmack widerspiegelt. Meeresfrüchte sind sehr wertvolle Nahrungsmittel bei einem Mangel von Blut, Yin oder Yang, bei einem Qi-Mangel aber sind sie sehr viel weniger nützlich als Fische. Krustentiere haben eine stärkende Wirkung auf das Yang, was auch bei einem Qi-Mangel hilfreich sein kann. Muscheln und Kopffüßler hingegen sind sehr stark nährend und werden daher in größeren Mengen vor allem für eine schwache Milz zur Belastung.

Aal	n	sü	Le Ni Mi	☆ ★ ㋡ ⚕
Auster	n	sü sz	Mi Ni Le He	● ★ ☺ ◉ ❄
Barsch	n	sü	Mi Ma Ni Le	⚕ 🍴 SP ☆ ☂ ★

Calamar	*nw*	sz	Ni Mi	★ α ▼ ∪
Forelle	*nw*	sü	Ma Mi Ni	☆ SP KI ★
Frosch	*f*	sü	Ni Lu	☆ LU ☂ ❄ ◐
Garnele	*w*	sü sz	Ni Le Mi	KI ⊙ ♨ 🍲 SP ★
Hering	*n*	sü	Mi Ma	∪ SP ☆ ★ ♨
Jakobsmuschel	*w*	sü	Ma Ni	∪ ☼ ☆ KI α
Kabeljau	*n*	sü	Ma Mi Le	☆ ★ ▽ ☂
Karpfen	*n*	sü	Mi Ni	☂ ▽ SP ☆ ♨ ∩ 🍲
<u>Krabbe</u>	*fk*	sz	Le Ma	❄ ➡ ▽ ◐ ♆
Krake	*nf*	sü sz	Ma Mi Ni	★ ♨ ☆ ➡
Lachs	*n*	sü sz	Ma Mi	☆ ★ ◉
Languste	*w*	sü sz	Ni Le	KI ⊙ 🍲 ♨ ☼
Makrele	*n*	sü	Ma Le	☆ ★ ▽ ☂ SP
Meerbarbe, Rotbarbe	*n*	sü	Ma Mi	∪ ☆ ★ SP
Miesmuschel	*w*	sü sz	Le Ni	LR KI ★ ◉ α ⇨ ☆
Sardelle, Sardine	*w*	sü	Mi Ma	☼ SP ⊙ ☆ ★
Scholle	*n*	sü	Mi Lu	☆ SP LU ☂ ▽ ★
Sepia	*n*	sü	Ni Mi Le	◉ ★ KI LR α ♨ ∪
Stör	*n*	sü	Mi Ni	☆ ★ ♆
Thunfisch	*n*	sü	Mi Ma Ni	☆ ★ ☂ ◉
<u>Venusmuschel</u>	*k*	sü sz	Le Ni	◉ 👁 ❄ ✹

Eier und Milchprodukte

Eier – unabhängig von welchem Tier - sind in ihrer Wirkung am ehesten mit Fleisch zu vergleichen. Bei einem Qi-Mangel können sie also durchaus hilfreich sein, sollten aber in nicht zu großen Mengen gegessen und so zubereitet werden, dass sie möglichst leicht zu verdauen sind, also vor allem nicht zu fett.

Anders verhält es sich mit Milchprodukten. Sie werden in der TCM generell als sehr stark befeuchtend beschrieben, was sicherlich zu einem Teil damit zusammenhängt, dass beinahe alle Chinesen Laktose, den in den meisten Milchprodukten enthaltenen Milchzucker, nicht verdauen können. Dies führt dann zu weichen Stühlen oder Durchfall und Blähungen, lauter Anzeichen für Feuchtigkeit in der Milz. Die von Milchprodukten generierte Feuchtigkeit hat außerdem einen starken Bezug zum Funktionskreis Lunge, wo sie zu einer vermehrten Ansammlung von Schleim führt. Ist diese befeuchtende Wirkung bei Menschen mit einer Laktoseintoleranz sehr stark und meist unmittelbar wahrnehmbar, so gilt sie in abgeschwächter Form aber auch für alle anderen Menschen. Vor allem bei einer Qi-Schwäche mit Tendenz zu Feuchtigkeit und Schleim haben Milchprodukte auch unabhängig vom Laktosegehalt eine relativ stark befeuchtende Wirkung. Milchprodukte sind deshalb bei einem Qi-Mangel, zumal wenn die Funktionskreise Milz und Lunge davon betroffen sind, alles andere als günstig. Gibt es Anzeichen für Feuchtigkeit und Schleim, so sollten auf alle Fälle laktosehaltige Milchprodukte vermieden werden und auch alle anderen stark eingeschränkt oder vielleicht sogar ganz vermieden werden.

Eine besonders stark befeuchtende Wirkung haben Milchprodukte, wenn sie – wie so oft – mit Zucker, Weißmehl oder Obst kombiniert werden, so zum Beispiel in einem Fruchtjoghurt, einem Speiseeis, einer Cremeschnitte oder einem Milchgetränk. Diese Speisen und Getränke werden in der folgenden Liste nicht einzeln genannt, doch wenn man sie nennen wollte, müsste man sie für alle Formen von Qi-Mangel doppelt unterstreichen. Ich würde sogar so weit gehen zu sagen, dass diese Kombinationen immer, in wirklich jeder Situation ungünstig sind, also unabhängig vom inneren Gleichgewicht. Eine solche grundsätzlich negative Einschätzung ist in der TCM-Ernährung sehr selten, denn hier werden eigentlich jeder noch so problematischen Speise auch gewisse Vorteile zuerkannt.

Trotz allem werden bestimmte Milchprodukte in der TCM auch als Qi-Tonika und sogar als Tonika der Milz beschrieben, so zum Beispiel Milch und Käse von Schafen und Ziegen. In kleinen Mengen und vorausgesetzt, dass sie gut verdaut werden, können die entsprechenden Nahrungsmittel also durchaus auch bei einem Qi-Mangel eine positive Wirkung haben, weshalb sie auch in der folgenden Liste in Fettschrift geschrieben werden.

Butter	*nf*	sü	Mi Le Ni Lu	◒ ★ ☆ ◍ ➡
Entenei	*f*	sü sz	Lu	◒ ❋ ★ ◍
Ghee, Butterschmalz	*n*	sü	Mi Le Ni Di	◒ ★ α ◍ ☆
Hühnerei	*nf*	sü	Lu He Ni	SP ◒ ★ ☺ ⚑ 🖐 👁
<u>Joghurt</u>	*fk*	sü sr	Lu Di Le	◒ ❋ 🏺 ◍
Käse, Kuh	*nw*	sü sr	Mi Ma Lu Le	◒ ★ 🏺 ☆ ◍
Käse, Schaf	*w*	sü sr sz	Mi Ma Lu Le	☼ ☆ ◒ ★ ◍ 🏺 SP
Käse, Ziege	*w*	sü sz sc	Mi Ma Lu Le	☼ ☆ ⇨ ◍ ◒ ★ SP
<u>Milch, Kuh</u>	*nf*	sü	Ma Lu Di He	☕ ◒ ◍ ∩ ❋ ☠
Milch, Schaf + Ziege	*w*	sü	Ma Lu He Ni	🍲 ◍ SP ☼ ∩ α
<u>Sahne</u>	*nf*	sü	Mi Le Ni Lu	◒ ★ ◍ ☆
Wachtelei	*n*	sü	Mi Ma Ni	☆ ★ KI ♛ 🝮

Kräuter, Gewürze und Würzmittel

Was Kräuter und Gewürze anbelangt, ist der scharfe Geschmack der bei weitem häufigste. Der scharfe Geschmack unterstützt das Qi zwar in seiner Dynamik und aktiviert es, kann es aber nicht direkt tonisieren. Kräuter und Gewürze sind deshalb eine wichtige Zutat in allen Qi tonisierenden Rezepten, können aber die echten (süßen) Qi-Tonika nicht ersetzen.

Die meisten Kräuter und Gewürze besitzen neben dem scharfen Geschmack auch eine mehr oder weniger stark wärmende thermische Wirkung, was bei einem Qi-Mangel ebenfalls von Vorteil ist. Allerdings kann man auch die wenigen kühlenden Küchenkräuter (Zitronenschale,

Minze, Melisse, Oregano, Majoran) bei diesen Mustern gut einsetzen, denn die bewegende Wirkung ist auf jeden Fall positiv.

Wir haben bereits mehrmals auf die Unterscheidung zwischen scharf-schweißtreibenden und aromatischen Nahrungsmittel hingewiesen. Die allermeisten Vertreter dieser beiden Gruppen sind Kräuter und Gewürze. Erstere unterstützen das Qi zwar, indem sie Stagnationen auflösen und den Organismus insgesamt dynamisieren, können aber im Übermaß das Qi auch sehr stark zerstreuen und so einen Qi-Mangel verstärken. Aromatische Nahrungsmittel hingegen unterstützen die Verdauung und die Umwandlung und sind deshalb vor allem bei einem Milz-Qi-Mangel ideal.

Natürliche Süßungsmittel wie Zucker, Honig, Vollrohrzucker oder Malz haben einen exzessiv süßen Geschmack. Sie gelten in der TCM selbstverständlich als Tonika des Qi im Allgemeinen, Gerstenmalz und Vollrohrzucker werden sogar als Milz-Tonika klassifiziert. Dies gilt allerdings nur bei kleinen Mengen, denn in den heute durchaus üblichen Mengen wirken alle diese Süßungsmittel als „Qi-Räuber" und schwächen zudem das Milz-Qi. Wenn in der folgenden Liste Vollrohrzucker und Malz als besonders günstige Nahrungsmittel gekennzeichnet sind, so ist deshalb in diesem Fall nicht gemeint, dass man sie in größeren Mengen essen sollte. Vielmehr können kleine Mengen in einem ausgewogenen Rezept eine stärkende Wirkung auf die Milz haben.

Relativ problematisch, zumal in größeren Mengen, sind bei einem Qi-Mangel auch die Fette und Öle. Es handelt sich um eine Gruppe von Nahrungsmitteln, die besonders „schwer" sind und alle befeuchtend wirken. Die befeuchtende Wirkung richtet sich in den meisten Fällen auf Lunge und Dickdarm, in nicht wenigen Fällen werden auch Blut und Yin genährt. Es geht bei einem Qi-Mangel nicht darum, auf Fette und Öle ganz zu verzichten, sondern sie maßvoll einzusetzen und auf eine gute Qualität zu achten. In der folgenden Liste könnten wir also ebenso gut alle Fette und Öle als problematisch unterstreichen wie kein einziges (dafür habe ich mich entschieden): es geht wie so oft um die richtigen Mengen.

Anis	*w*	sc sü	Mi Ma Lu Ni	SP 🍲 ☼ ⊙ ⇨ ☂ Ⓢ
Apfelessig	*n*	sr sc	Ma Le	⊌ 🍲 ♋ ➡ ⌘ ❄ ☠
Basilikum	*w*	sc sü bi	Mi Ma Lu	☼ ⇨ ➡ 🍲 ⌘ ↻ ☂
Chili	*h*	sc	He Mi Ma Lu	⊌ 🍲 ☼ ↻ ⇨ ➡ ⚐
Dill	*w*	sc	Mi Ma Ni	⊌ ☼ ⊙ ⇨ KI ☠
Erdnussöl	*n*	sü	Lu Ma Di	⊌ ☆ ◆ ★
Fenchelsamen	*w*	sc	Ma Bl Ni	⇨ ☼ ⊌ 🍲 ⊙ KI
Gerstenmalz	*w*	sü	Mi Ma Lu	SP ♋ ≈ ◆ ✋ ▼ ☠
Gewürznelke	*w*	sc	Mi Ma Ni	☼ ⊙ ⇨ ♋ KI
Honig	*n*	sü	Lu Mi Di	☆ ≈ ◆ Ⓢ ✋ ☠ ❄
Ingwer, frisch	*w*	sc	Mi Ma Lu	↻ 🍲 ☼ ♋ ⇨ Ⓢ ☠
Ingwer, getrocknet	*h*	sc	Mi Ma Lu Ni	⊙ ☼ 🍲 Ⓢ ☂ ⊍
Kakao	*n*	bi sü	Mi Ma He	⊌ 🍲 HT ▽ ☺
Kaper	*w*	sc bi	Mi Le Ni	⊙ ☼ ⚐ ⇨ ➡
Kardamom	*w*	sc	Mi Ma Lu	⊌ ☂ ☼ SP ⇨ ♋ Ⓢ
Koriandersamen	*n*	sc	Ma Mi Lu	↻ 🍲 ♋ ⌘
Kümmel	*w*	sü sc bi	Mi Ma Le Ni	⇨ ⊌ 🍲 Ⓢ ☂ SP
Kurkuma, Gelbwurz	*w*	sc bi	Mi Ma Le	➡ ⇨ ♋ ⚐
Kuzu	*f*	sü sc	Mi Ma	☆ ❄ 🍵 ● ▼ ⚐
Lorbeer	*w*	sc bi	Mi Ma Lu	⊌ 🍲 ♋ ⇨ ➡ Ⓢ ☼
Maisöl	*n*	sü	Ni Di	☆ ⊌ ♋ ● ◆ ▼
Majoran	*f*	sc sü bi	Mi Ni He Lu	⇨ ↻ ❄ ☺ ☂ ▽
Miso, Gerstenmiso	*w*	sz sr	Ma Mi	♋ 🍲 ☠
Muskatnuss	*w*	sc	Mi Ma Di	☼ ⇨ 🍲 <u>▼</u>
Olivenöl	*n*	sü	Mi Ma Le	☆ ◆ ❄ ▼
Oregano	*f*	sc bi sü	Ma Lu Le	⇨ ↻ ♋ 🍲 ◐ ☂
Petersilie	*w*	sü sc	Le Ni Bl Mi	⊌ 🍲 ⇨ ▽ KI ⊍
Pfeffer	*h*	sc	Ma Di	☼ ⇨ ♋ <u>▼</u> ⌘ ⊙
Pfefferminze	*f*	sc sü	Lu Le	⇨ ↻ ❄
Reisessig	*nw*	sr sü	Ma Le	⊌ 🍲 ♋ <u>▼</u> ➡ ⊍ ☠
Rosmarin	*w*	sc bi	Mi Ma Lu Di	☼ ⇨ ↻ ▽ ☂ 🍲 ⌘
Safran	*n*	sü sc	He Le	➡ ⇨

				Symbole
Salbei	w	sc bi	Ni Le Lu He	⇨ ➡ ☂ Ⓢ ★ ❄ ◑
Salz	k	sz	Ma Di Dü Ni	⊎ ∩ ❄ ⊛ KI ▼
Schnittlauch	w	sc	Mi Ma Lu	☼ ⇨ 🍲 ↻ ➡ ▼ ▽
Senfkörner	w	sc	Lu Ma	☼ Ⓢ ⇨
Sesamöl	f	sü	Ni Le	♦ ● ★ ▼ ❄ ⊛ ☠
Sojaöl	wh	sü sc sr	Di	⊙ ☼ ⇨ ➡ ☆ ♦ ▼
Sojasoße	k	sz sü	Mi Ma Lu Ni	🍲 SP ❄ ☠
Sonnenblumenöl	wh	sü	Lu Di	● ♦
Sternanis	w	sc sü	Mi Ni Le	⊙ ☼ ⇨ KI
Thymian	w	sc bi	Mi Lu He Ni	Ⓢ ☼ ✋ ⇨ ▯ 🍲
Vanille	w	sü	Mi Ma	🍲 ⊎
Vollrohrzucker	w	sü	Mi Ma Le	SP ∩ ≈ ♦ ➡ ● ☼
Wacholder	w	sc sr	Mi Ma Ni Lu	☼ ⇨ ∩ 🍲 Ⓢ ☂ ▽
Weinessig	w	sr bi sü	Ma Le	⊎ ➡ ☠ ⊌
Zimt	h	sc sü	Mi Ma Le Ni	☼ ⊙ 🍲 KI ▯ ≈ ➡
Zitronenschale	f	bi sc	Mi	⇨ Ⓢ ❄
Zucker, weiß	n	sü	Mi Ma Lu	♦ 🏺 Ⓢ ☆ ≈ ∩ ☠
Zuckerrohrmelasse	w	sü	Mi Le Ni	☆ ★

Getränke

Bei einem Qi-Mangel sollte generell nicht übermäßig viel getrunken werden, vor allem nicht während der Mahlzeiten und keine gekühlten Getränke. Ohnehin haben Menschen mit einem Qi-Mangel und dadurch bedingter Feuchtigkeit sehr oft kaum Durst. Besonders viele Körperflüssigkeiten im Positiven und Feuchtigkeit im Negativen entstehen durch Getränke, die den süßen und den sauren Geschmack kombinieren, so zum Beispiel Fruchtsäfte, Früchtetees und *soft drinks*. Diese besonders stark Durst stillenden Getränke sind bei einem Qi-Mangel und noch mehr bei innerer Feuchtigkeit deshalb auch besonders problematisch. Eine ähnlich stark befeuchtende und deshalb bei diesen Mustern oft problematische Wirkung haben süße Getränke auf der Basis von Milch (durchaus auch Milch aus pflanzlichen Rohstoffen).

Dagegen gibt es auch Getränke, die Feuchtigkeit ausleiten und dadurch bei einem Qi-Mangel sehr nützlich sein können. Besonders günstig sind diuretische, also harntreibende Getränke, wenn sie über eine wärmende oder wenigstens neutrale thermische Wirkung verfügen, zum Beispiel Getreidekaffee, Schwarztee oder Maishaartee. Bohnenkaffee ist bei einem Qi-Mangel von Magen und Herz zwar nützlich, hat aber doch auch einige ungünstige Nebenwirkungen, weshalb ich nicht raten würde, ihn gewohnheitsmäßig zu trinken, sondern nur bei echtem Bedarf. Grüntee leitet zwar Feuchtigkeit aus, hat aber eine relativ stark kühlende Wirkung und ist deshalb bei einem Qi-Mangel allgemein nicht günstig, vor allem dann nicht, wenn es Anzeichen für Kälte gibt.

Alkohol hat eine bewegende und wärmende Wirkung. Je höher der Alkoholgehalt in einem Getränk, desto stärker setzt sich diese Wirkung durch. Alkohol ist also prinzipiell nützlich bei Stagnation und Yang-Mangel oder eingedrungener Kälte, und indirekt kann er sich durchaus auch bei einem Qi-Mangel positiv auswirken. In den chinesischen Quellen werden alkoholische Getränke oder Heilweine relativ häufig empfohlen. Aus meiner Sicht aber sind die problematischen Aspekte von Alkohol (Giftigkeit und Suchtgefahr) so groß, dass er in einer gesunden Ernährung allenfalls in kleinen Mengen toleriert, nicht aber eigens empfohlen werden sollte.

Um eine ähnlich bewegende und wärmende Wirkung zu erhalten, wie die von alkoholischen Getränken, können wir auf Kräuter- und Gewürztees zurückgreifen. Diese haben zudem den Vorteil, dass sie warm getrunken werden können. Hier ist wie bei den Würzmitteln die Unterscheidung zwischen scharf-schweißtreibenden und aromatischen Tees nützlich. Natürlich kann bei einem Qi-Mangel auch Wasser getrunken werden. Dann aber immer mindestens handwarm, noch besser kurz abgekocht.

Bier	*f*	sü bi	Ma He Mi Le	❄ 🍹 ☺ ⇨
Getreidekaffee	*w*	bi sü	Mi Le He	☼ ☂ ▽ ☆
<u>Grüntee</u>	*fk*	bi sü	He Lu Mi Ma	❄ 🍹 ∩ 🍽 ☠ ▽
Kaffee	*h*	bi	He Lu Di	☉ HT ∩ 🍽 ▼ ▽
Kokosmilch	*n*	sü	Ma Mi Lu Di	🍹 ● ▽
Rotwein	*w*	sü sc bi	He Le Lu	⇨ ➡ ☼ ☉ ★ ♌
Schnaps	*h*	sc sü	He Le Lu Ma	☼ ☉ ♌ ⇨ ➡
Schwarztee	*nf*	bi sü	He Lu Mi Ma	❄ ⌘ 🍽 ☠ ▽ 🍹
Sojamilch	*nf*	sü	Ma Di Lu	SP ☆ ♦ Ⓢ ❄ ★
Wasser	*nf*	sü sa	alle	🍹 ☠ ❄

Besondere Zutaten

Kochen mit chinesischen Heilkräutern

In der Chinesischen Medizin gibt es keine klare Abgrenzung zwischen Küche und Apotheke. Es ist ebenso üblich, Heilkräuter in alltäglichen Rezepten zu verwenden, wie alltägliche Nahrungsmittel in Heilkräuterrezepturen. Es ist daher auch für uns unmöglich, eine klare Trennlinie zwischen Nahrungsmitteln und Heilkräutern zu ziehen. Ich spreche im Folgenden von Heilkräutern, wenn ich mich auf Zutaten beziehe, die Teil jeder gängigen Materia medica der TCM sind. Die im Folgenden beschriebenen Heilkräuter allerdings werden in China besonders häufig zum Kochen verwendet und daher bisweilen auch als „dietätische Heilkräuter" (*dietary chinese herbs*) bezeichnet, was ich gerne als „Küchenheilkräuter" übersetze.

Die Heilküche ist seit Anbeginn ein wichtiger Teil der Chinesischen Medizin und es gibt eine Vielzahl von einschlägigen Rezepten. Einige dieser traditionellen Rezepte sind im zweiten Teil dieses Bandes beschrieben, zum Teil allerdings so weit abgeändert, dass auch ein moderner, westlicher Gaumen seine Freude daran hat. Wer selbst Rezepte der TCM-Heilküche entwickeln möchte, sollte nur beachten, dass die Wirkungen des Gerichtes denen der zugesetzten Heilkräuter mehr oder weniger entsprechen, sich also eine gute Synergie ergibt. Der Fantasie sind dabei keine Grenzen gesetzt. Die im Folgenden vorgestellten Qi-Tonika zum Beispiel kombiniert man sehr gut mit Getreide oder Hülsenfrüchten und sie eignen sich ausgezeichnet, um ein stärkendes Frühstück in wahre Medizin zu verwandeln.

Die Rezepte der chinesischen Heilküche können und sollen natürlich eine individuelle Kräutertherapie nicht ersetzen. Und doch haben sie einer solchen gegenüber auch einige Vorteile. So wirken zum Beispiel gerade tonisierende Heilkräuter stärker, wenn sie zusammen mit einer Mahlzeit aufgenommen werden. Vor allem ein Qi-Tonikum profitiert in seiner Wirkung immer davon, dass man es unter die Speisen mischt. Auch preislich gibt es Vorteile, denn die Kräuterextrakte oder Fertigarzneien der TCM sind um einiges teurer als einzelne getrocknete Kräuter im Rohzustand. Und ein weiterer Vorteil ist, dass man die Heilküche weitgehend in Eigenregie umsetzen kann, so wie man es auch für die normale Ernährung tut. Ausgerüstet mit einigen grundlegenden Informationen kann man sich entspannt in die Küche stellen und experimentieren.

Zum Einstieg empfehle ich: besorge Dir einige Kräuter, von denen Du weißt, dass sie zur Deinem aktuellen inneren Gleichgewicht passen. Verwende diese Kräuter in den angegebenen Mengen sporadisch zum Kochen, ganz nach Bedarf oder auch nach Lust und Laune. Qi-Tonika können zum Beispiel an besonders anstrengenden Tagen zum Einsatz kommen, wenn man sich besonders müde fühlt, in der Erholungsphase nach einer Erkrankung, zur Vorbeugung gegen Erkältungen oder während einer Grippewelle (allerdings nicht während der akuten Erkrankung).

Es gibt mehrere Formen, in denen man die Heilkräuter hierzulande kaufen und sie dann in den Rezepten verwenden kann:

- Die klassische Form ist das getrocknete Heilkraut; die in der Beschreibung der einzelnen Kräuter jeweils angegebenen Maximalmengen in Gramm beziehen sich auf diese Form und zwar in einer Abkochung im Rahmen einer komplexen, aus mehreren Heilkräutern zusammengesetzten Kräuterrezeptur und bei täglicher Einnahme über einen längeren Zeitraum hinweg.
- Wird das Heilkraut selbst mitgegessen (zum Beispiel bei einem Pulver oder bei im Ganzen essbaren Kräutern), so braucht man eine kleinere Menge für dieselbe Wirkung. Bei stark wirksamen

Heilkräutern, wie zum Beispiel Ginseng, würde ich chinesischen Quellen folgend von einem Drittel der empfohlenen Menge ausgehen. Andere hier beschriebene Heilkräuter aber haben eine so milde Wirkung, dass sie durchaus auch in Mengen verzehrt werden können, die für Nahrungsmittel üblich sind.

- Eine sehr bequeme und beliebte, aber etwas teurere Form der chinesischen Heilkräuter ist der Trockenextrakt. Ein solcher Extrakt in Pulverform ist das, was von einer Abkochung nach dem vollständigen Verdunsten der Flüssigkeit zurückbleibt. Für die meisten Trockenextrakte gilt ein Verhältnis von 1:5 in Bezug auf die Rohdrogen, man hat also mit einem Fünftel der jeweils angegebenen Menge genug. In dieser Form können die Heilkräuter im Prinzip jedem Getränk und jeder Speise zugegeben werden, solange es geschmacklich passt.

In den letzten Jahren gibt es viele interessante und vielversprechende Versuche, die chinesischen Heilkräuter durch europäische zu ersetzen. Dies brächte einige Vorteile mit sich: heimische Heilkräuter haben meist eine bessere Qualität, eine bessere Verfügbarkeit und sie sind uns vertrauter. Doch gerade was die Qi-Tonika betrifft, geben die europäischen Kräuter leider nur sehr wenig her, während die chinesische Tradition gleich mehrere Super-Heilkräuter anbietet: Heilkräuter mit einer klaren und doch harmonischen Wirkung, deren Gebrauch unproblematisch ist und kaum zu ungewollten Nebenwirkungen führt. Gerade was das Stärken des Qi betrifft können wir die chinesischen Kräuter deshalb nur sehr schwer bis gar nicht ersetzen.

Da die chinesischen Heilkräuter im Vergleich zu den gängigen Nahrungsmitteln eine stärkere Wirkung haben, ist es umso wichtiger, die Kontraindikationen für das Stärken des Qi zu berücksichtigen. Daher noch einmal kurz zur Wiederholung: das Qi sollte *nicht* zu sehr gestärkt werden, wenn...

- ein äußerer pathogener Faktor vorhanden ist, zum Beispiel im Rahmen einer akuten Infektionskrankheit, einer Grippe oder Erkältung;
- eine starke Qi-Stagnation besteht, zum Beispiel bei Stress oder Anspannung, aber auch bei Schmerzen; bei einer leichten Qi-Stagnation werden Qi-Tonika in der chinesischen Tradition gerne mit bewegenden Kräutern kombiniert;
- es sich um gesunde Jugendliche und junge Erwachsene handelt, denn sie neigen prinzipiell eher zu Qi-Stagnation als zu Qi-Mangel.

Die im Folgenden angegebenen Klassifizierungen und empfohlenen Mengenangaben der Küchenheilkräuter basieren zum größten Teil auf dem Werk von Dan Bensky und Steven Clavey, *Chinese herbal medicine. Materia Medica* (Eastland Press, Seattle, 1986).

Ginseng

Renshen - Ginseng Radix - 人参

- thermische Wirkung: weißer und gelber Ginseng sind neutral bis leicht warm; roter oder koreanischer Ginseng ist warm
- Geschmack: süß, leicht bitter
- Wirkrichtung: Lunge, Milz, Herz
- Wirkungen: tonisiert stark das Ursprungs-Qi und alle yin-Funktionskreise (Leber, Herz, Milz, Lunge und Niere), besonders aber Lunge, Magen und Milz, nährt das Yin, nährt Körperflüssigkeiten und stillt den Durst, stärkt das Herz-Qi und beruhigt den Geist
- täglich maximal 3-9 g, als Pulver 0,5-1 g

Ginseng hat eine sehr starke und tiefgreifende Wirkung, weshalb man ihm sogar die Fähigkeit zuschreibt, das Ursprungs-Qi zu stärken. Seine tonisierende Wirkung reicht also bis an die vorgeburtlichen Ressourcen heran, die im Funktionskreis Niere gespeichert werden, und erreicht so indirekt alle anderen Funktionskreise. Dieser Bezug zum Funktionskreis Niere spiegelt sich auch in der modernen Verwendung von Ginseng als Adaptogen wider. In dieser Verwendung verbessert Ginseng die Stressresilienz und optimiert die Antwort des Organismus auf Stress auslösende Faktoren.

Ginseng wird gerne verwendet, wenn ein Mensch sehr schwach ist: nach einer langen Krankheit, nach einem Blutverlust, nach einem schweren Schock oder um einen Kollaps abzuwenden. Wie die allermeisten Qi-Tonika kann Ginseng dabei auch das Blut unterstützen, allerdings eher indirekt über eine verbesserte Umwandlung der Nahrung. Bei einem gleichzeitigen Qi- und Blut-Mangel kann man den Ginseng sehr gut mit Blut nährenden Zutaten kombinieren. Generell eignet er sich eher für ältere Menschen, während er für Menschen unter 50 und mit einer starken Konstitution nur in besonderen Situationen das richtige Mittel ist (z.B. nach einer akuten Erkrankung).

Die Hauptwirkung des Ginseng ist es, das Qi zu stärken, und hier wirkt er vor allem stärkend auf die Mitte, also auf Magen und Milz, wo er bei Völlegefühl, fehlendem Appetit oder chronisch weichen Stühlen eingesetzt werden kann. Ginseng vermehrt trotz seiner tendenziell wärmenden Wirkung auch die Körpersäfte und stillt den Durst. Das macht ihn zu einem guten Mittel, wenn durch eine fiebrige Erkrankung oder starkes Schwitzen viele Flüssigkeiten verloren gegangen sind. Auch wenn gleichzeitig mit einem Qi-Mangel Trockenheit oder ein Yin-Mangel herrschen (im Funktionskreis Lunge tritt diese Kombination bisweilen auf, besonders in der Zeit nach einer akuten Erkrankung), ist Ginseng sehr nützlich. Ein weiterer Funktionskreis, der vom Ginseng gestärkt wird, ist das Herz. Hier wirkt er nicht nur als Tonikum bei einem Herz-Qi-Mangel, sondern beruhigt gleichzeitig den Geist und wird deshalb auch bei Schlafstörungen und innerer Unruhe oder bei Gedächtnisverlust eingesetzt, allerdings *nur*, wenn eine Leere des Qi den Störungen zu

Grunde liegt. Verfügt man über keine genaue Befundung, so würde ich bei Schlafstörungen und innerer Unruhe den Ginseng unbedingt vermeiden, denn diese Symptome sind häufiger auf Muster zurückzuführen, für welche dieses Heilkraut kontraindiziert ist.

Und damit sind wir schon bei den Kontraindikationen für Ginseng. Unter den chinesischen Heilkräutern, die auch in der Küche verwendet werden, ist Ginseng eines der schwierigeren und es gilt, vergleichsweise vorsichtig mit ihm umzugehen. Wie eigentlich alle Qi-Tonika ist Ginseng *während* einer akuten Erkrankung, die mit äußeren Störfaktoren zusammenhängt (wir denken dabei vor allem an Infektionskrankheiten), strikt zu vermeiden, da hier immer die Gefahr einer Verschlimmerung besteht. Ebenso zu vermeiden ist Ginseng bei Anzeichen für Hitze, gleichgültig, ob es sich dabei um Fülle-Hitze, Leere-Hitze oder Feuchte-Hitze handelt, sowie auch bei aufsteigendem Leber-Yang. Ginseng kann in bestimmten Fällen und Dosierungen zwar zu einer Absenkung (eigentlich: Regulierung) des Blutdrucks beitragen, doch ist dies ein Fall für Experten und im Hausgebrauch ist von Ginseng bei jeder Form von Bluthochdruck abzuraten. Da Ginseng anregend wirkt, ist es nicht gut, ihn mit stimulierenden Getränken zu kombinieren, also nicht mit Kaffee, Grün- oder Schwarztee, Energydrinks oder Guaraná.

Wer Ginseng zu sich nimmt, sollte sicher sein, dass sein Qi tatsächlich schwach ist. Vor allem bei einer Leber-Qi-Stagnation kann es passieren, dass die gebremste, frustrierte und oft auch depressive Müdigkeit, die dadurch entstehen kann, als ein Zeichen für Qi-Mangel fehlinterpretiert wird. Wenn dann Qi aufgebaut wird, nehmen die Symptome zu statt ab, der innere Druck wird noch unerträglicher. Deshalb sollten Menschen mit einer guten Gesundheit und unter 50 grundsätzlich sehr vorsichtig mit Ginseng sein. Auch bei Schmerzen, die mit einer Qi-Stagnation zusammenhängen, kann es durch die Einnahme von Ginseng zu einer Verschlimmerung kommen. Wird Ginseng in den falschen Situationen oder über eine zu lange Zeit genommen, so kann er unter anderem zu Kopfschmerzen, Schlafstörungen, Palpitationen und Bluthochdruck führen.

Ginseng ist ein in China sehr beliebtes Heilkraut, das gerne und in sehr unterschiedlichen Formen auch in der Küche eingesetzt wird, meist in Suppen, Getränken und Heilweinen. Die Formen, in denen Ginseng verwendet wird, gehen dabei von der getrockneten Wurzel über deren Pulver bis zu einem Extrakt. Wird die Wurzel selbst verwendet (sowohl frisch als getrocknet), so kocht man sie meist zweimal hintereinander für jeweils 40 Minuten und verwendet dann die beiden Dekokte zusammen, um möglichst viele Wirkstoffe aus der teuren Wurzel zu holen. Die Wurzel selbst zu Hause zu einem Pulver zu verarbeiten ist schwierig, denn sie ist relativ hart. Allerdings findet man heute im Handel Extrakte in Pulverform, die im Prinzip zu jeder Speise gegeben und in jedes Getränk gerührt werden können. Wird das Heilkraut selbst in Pulverform verwendet, so sind die empfohlenen Mengen 0,5 bis 1 Gramm und das bis zu zweimal am Tag.

Vor allem aus finanziellen Gründen wird der sehr teure Ginseng oft und gerne durch das weitaus günstigere Codonopsis ersetzt. In den Rezepten verwendet man dabei die bis zu dreifache Menge (Codonopsis ist sehr viel weniger wirksam), die Zubereitung bleibt zumeist unverändert. Allerdings wirkt Codonopsis vor allem auf Milz und Lunge, eine Wirkung auf Herz und Niere (unter anderem als Adaptogen) wird nicht beschrieben.

Der amerikanische Ginseng (*xiyangshen*) hat zwar auch eine Qi stärkende Wirkung, gilt aber vor allem als ein Yin-Tonikum und wird deshalb hier nicht näher besprochen.

Eleutherococcus

Clwujia – Eleutherococci senticosi Radix et Caulis – Taigawurzel – 刺五加

- thermische Wirkung: warm
- Geschmack: scharf, leicht bitter
- Wirkrichtung: Milz, Herz, Niere
- Wirkungen: tonisiert Milz und Niere, stärkt das Herz, beruhigt den Geist, bewegt das Blut, befreit die Meridiane
- täglich maximal 9-30g

Eleutherococcus wird manchmal auch als sibirischer Ginseng bezeichnet, obwohl er botanisch nicht zur selben Familie gehört und sich auch in der Wirkung vom Ginseng unterscheidet. Seine Wirkung auf die Funktionskreise Milz, Magen und Niere betrifft das Qi und darüber hinaus deren Yang-Wurzel. Heute wird Eleutherococcus meist als Adaptogen eingesetzt, also zur Verbesserung der Stressresilienz, zur Stärkung der Immunabwehr, zur Steigerung von körperlicher und geistiger Leistungsfähigkeit, bei Erschöpfung oder in der Rekonvaleszenz. In all diesen Bereichen hat das Kraut eine spürbare und sichere Wirkung und kann auch über längere Zeiträume verwendet werden. Allerdings muss immer beachtet werden, dass Eleutherococcus ein relativ stark wärmendes Kraut ist, weshalb es bei jeder Form von Hitze oder Yin-Mangel vermieden werden sollte.

Eine zweite Indikation für Eleutherococcus in der TCM betrifft die Fähigkeit, Blut zu bewegen und die Meridiane zu befreien, hier vor allem in Bezug auf eindringende Kälte. Wie der Bezug zu Sibirien erahnen lässt, handelt es sich also auch um ein sehr gutes Mittel, um sich gegen äußere Kälte und Kälte-Feuchtigkeit zu schützen und zu verhindern, dass diese in die peripheren Meridiane eindringen, wo sie durch eine Blockade von Qi und Blut zu den sehr schmerzhaften Bi-Syndromen führen können, die von einem banalen Hexenschuss bis zu einer rheumatoiden Arthritis reichen.

Einen besonders starken Bezug hat Eleutherococcus zu den emotionalen und geistigen Aspekten der drei Funktionskreise Milz, Niere und Herz. Hier wirkt es harmonisierend und ausgleichend, dadurch auch beruhigend, was nach der Logik der TCM seiner wärmenden Wirkung zu widersprechen scheint. Allerdings haben sehr viele Qi-Tonika eine beruhigende Wirkung auf die Emotionen und insbesondere auf den Geist. Eleutherococcus jedenfalls wird auch bei sehr vielfältigen emotional-geistigen Ungleichgewichten empfohlen, so bei übermäßigen Träumen, Konzentrationsmangel, depressiver Stimmung, Frustriertheit oder Ängstlichkeit.

Eleutherococcus ist im Vergleich zu Ginseng wohl das unkompliziertere Kraut. Dennoch gibt es einige wichtige Kontraindikationen, die sich vor allem aus der wärmenden Wirkung ergeben. Bei jeder Form von Hitze, auch bei Leere-Hitze in Folge eines Yin-Mangels, ist dieses Kraut zu vermeiden. Gleiches gilt für jede Form von Bluthochdruck, der ja meist mit einem (absoluten oder relativen) Übermaß des Yang einhergeht. Außerdem sollte man wie bei allen Qi-Tonika sehr vorsichtig sein, wenn es um relativ junge, gesunde und „geladene" Menschen geht, da der innere Druck sich durch einen Aufbau des Qi um einiges verstärken kann. Qi tonisierende Adaptogene wie Ginseng oder Eleutherococcus sollten möglichst nur dann eingesetzt werden, wenn Anzeichen für Müdigkeit, mangelndes Leistungsvermögen, verringerte Immunabwehr etc. klar erkennbar werden.

In der Küche wird Eleutherococcus traditionell weniger eingesetzt als Ginseng oder Codonopsis. Dennoch gibt es heute viele Rezepte für Tees, Dekokte oder andere Zubereitungsformen, in denen meist ein trockener Extrakt verwendet wird. Will man kein Pulver verwenden, sondern die getrocknete Wurzel selbst, so sollte man sie in einer Abkochung mindestens 20 Minuten lang kochen. Wie alle Qi-Tonika profitiert Eleutherococcus vor allem von einer Kombination mit Qi tonisierenden Rezepten, also zum Beispiel als Zugabe in einem gekochten Getreide, einem Risotto, einem sättigenden Eintopf oder einer nahrhaften Suppe.

Codonopsis

Dangshen – Codonopsis Radix – Glockenwindenwurzel – 党参

- thermische Wirkung: neutral
- Geschmack: süß
- Wirkrichtung: Lunge, Milz
- Wirkungen: tonisiert den mittleren Erwärmer (die Funktionskreise Magen und Milz), tonisiert das Qi, tonisiert den Funktionskreis Lunge, nährt über das Qi und die Umwandlung indirekt auch Körperflüssigkeiten und Blut
- täglich maximal 9 g, bei Bedarf auch bis 30 g

Codonopsis wird auch der „Ginseng der Armen" genannt, denn er ist um einiges billiger als sein großer Bruder, der Ginseng. Die Wirkung von Codonopsis ist im Vergleich zum Ginseng weniger breit und tief, dafür aber besonders sanft und um einiges unkomplizierter. Diese Wurzel stärkt vor allem das Qi von Milz, Magen und Lunge, wirkt also direkt auf die beiden Quellen des Qi, Verdauung und Atmung. Es kann eingesetzt werden, wenn das Qi im Allgemeinen fehlt (Müdigkeit, Erschöpfung), wenn die Mitte mit Magen und Milz schwach ist (Appetitmangel, weiche Stühle oder chronischer Durchfall und Völlegefühl) oder bei einer Schwäche des Funktionskreises Lunge (Kurzatmigkeit, spontanes Schwitzen, leichter chronischer und nicht trockener Husten). Über die Verbesserung der Verdauung hat Codonopsis wie fast alle Qi-Tonika auch eine unterstützende Wirkung auf das Blut und die Körperflüssigkeiten, hilft also auch bei schlechtem Gedächtnis, Schwindel oder Palpitationen, wenn sie mit einem Mangel an Qi und Blut zusammenhängen. Nach einem Blutverlust oder bei einem eindeutigen Blut-Mangel sollte es allerdings mit Blut nährenden Zutaten kombiniert werden.

Die Wirkung von Codonopsis ist mild und harmonisch. Er trocknet nicht und ist nicht schwer zu verdauen, kann also ohne Befürchtungen eingesetzt werden. Kontraindiziert ist er wie alle Qi-Tonika bei akuten Infektionskrankheiten, solange die Krankheitserreger (in der TCM spricht man von klimatischen Faktoren, in der Biomedizin von Viren oder Bakterien) noch aktiv sind. Codonopsis hat eine leichte Tendenz zur Bildung von Hitze und ist bei jeder Form von eindeutiger Hitze deshalb nur mit Vorsicht oder zusammen mit kühlenden Zutaten zu verwenden. Außerdem kann es (auch dies wie alle anderen Qi-Tonika auch) bei einer Qi-Stagnation zu einer Verschlimmerung führen, weshalb es vor allem bei Jugendlichen oder jungen Erwachsenen nur bei einer offensichtlichen Schwäche eingesetzt werden sollte.

Codonopsis wird in bestimmten Regionen Asiens auch gebraten und als Wildgemüse gegessen. Wir erhalten es hierzulande meist getrocknet, wobei es auch dann noch relativ weich und leicht feucht bleibt und als kleiner, stärkender Snack auch schon einmal pur geknabbert werden kann. Codonopsis kann auch in Wasser eingeweicht und dann gekocht oder gebraten werden. Es schmeckt sehr gut und wer sich von der auch nach dem Kochen noch festen Konsistenz nicht abschrecken lässt, kann die Wurzel in allen Rezepten mitessen.

Astragalus

Huangqi – Astragali Radix – Tragantwurzel - 黄芪

- thermische Wirkung: leicht warm
- Geschmack: süß

- Wirkrichtung: Lunge, Milz
- Wirkungen: hebt das Yang empor, stärkt die Funktionskreise Milz und Magen, stärkt das Qi (vor allem von Lunge und Milz) und nährt das Blut, stärkt das Abwehr-Qi und festigt die Körperoberfläche, wirkt harntreibend und reduziert Ödeme
- täglich maximal 9-15g, bei Bedarf auch bis zu 30 g

Astragalus ist nach Ginseng wohl das beliebteste chinesische Qi-Tonikum. Durch die kombinierte Wirkung auf Qi und Blut ist es besonders wirksam um Blut aufzubauen, zum Beispiel in der Zeit nach einer Geburt oder nach einem größeren Blutverlust. Die Blut nährende Wirkung entfaltet Astragalus dabei vor allem indirekt über eine Stärkung des Milz-Qi, eine Form des Blutaufbaus, die gerade bei Menschen mit einer schwachen Verdauung, bei denen viele andere blutnährende Nahrungsmittel zu Durchfall führen, besonders gut funktioniert. In diesem Sinn wird Astragalus häufig zusammen mit Blut nährenden Heilkräutern verwendet, so zum Beispiel als Unterstützung nach einer Geburt oder einem chirurgischen Eingriff.

Doch auch bei einem alleinigen Qi-Mangel ist Astragalus ein ausgezeichnetes und mildes Kraut, vor allem wenn der Mangel die Funktionskreise Milz und Lunge betrifft, sich also zum Beispiel mit Müdigkeit, weichen Stühlen oder Durchfall, Appetitmangel oder Kurzatmigkeit manifestiert. Besonders wirksam ist Astragalus, wenn eine Schwäche des Abwehr-Qi vorliegt und der Körper nicht genügend gegen äußere Störfaktoren geschützt werden kann. Die Indikationen in diesem Bereich sind eine vermehrte Anfälligkeit für Erkältungskrankheiten und spontanes Schwitzen. Bei einer bekannten Anfälligkeit ist es deshalb eine gute Idee, sich im Herbst zur Vorsorge einige Male eine Suppe mit Astragalus zu bereiten. Auch wenn ein Qi-Mangel mit Aufgedunsenheit und Ödemen zusammenfällt, ist Astragalus eine gute Wahl, eventuell kombiniert mit leicht harntreibenden Getreiden oder Hülsenfrüchten. Eine weitere spezielle Wirkung dieses Heilkrautes ist es, das Yang zu heben, was bei den unterschiedlichen Formen von Prolaps, von chronischem Durchfall oder einem nach unten ziehenden Gefühl im Unterbauch eingesetzt wird, also bei dem Muster „Das Milz-Qi sinkt ab".

In manchen alten Quellen wird Astragalus auch die Fähigkeit zugeschrieben, den Funktionskreis Niere und vor allem dessen Yang-Wurzel zu stärken. Diese Wirkung wird heutzutage allerdings nicht mehr genannt und Astragalus dem entsprechend auch nicht als Adaptogen verstanden, sondern „nur" als ein Qi-Tonikum.

Astragalus ist ein mildes Kraut und wird in vielen Rezepturen in relativ großen Mengen verwendet. Es ist zwar nur als leicht wärmend klassifiziert, kann aber doch jede Form von bereits bestehender Hitze verschlimmern. Es sollte deshalb bei Yin-Mangel mit Anzeichen für Leere-Hitze, bei jeder Form von Fülle-Hitze oder Feuchte-Hitze vermieden werden, vor allem wenn die Hitze den oberen Erwärmer oder die Körperoberfläche betrifft (letzteres z.B. bei frischen oder entzündeten Wunden). Wie viele Qi-Tonika sollte man auch Astragalus während einer akuten Erkrankung oder Infektion vermeiden.

Traditionell wird Astragalus vor allem in Dekokten, Tees, Congees und Suppen (meist Fleischsuppen) verwendet. Ein sehr beliebtes Rezept kombiniert das Kraut in einer Hühnersuppe mit chinesischer Angelikawurzel, aber auch eine einfache Hühnersuppe mit Astragalus ist sehr schmackhaft und wirksam. Man kann Astragalus wie die meisten Qi-Tonika sehr gut dazu verwenden, um Getreide zu kochen. Dabei verwenden wir eine Abkochung als Kochwasser oder geben bei Getreidesorten mit einer ausreichend langen Kochzeit (mehr als 20-30 Minuten) den dünn geschnittenen Astragalus direkt ins Kochwasser. Wichtig ist hierbei, dass am Ende der Kochzeit kein überschüssiges Kochwasser abgegossen werden muss, also das notwendige Wasser genau abgemessen wird. Einziges Manko: Astragalus bleibt auch nach dem Kochen recht holzig und kann deshalb nicht gut mitgegessen werden.

Jujube

Dazao – Jujubae Fructus – chinesische "Dattel" - 大枣

- thermische Wirkung: warm
- Geschmack: süß
- Wirkrichtung: Milz, Magen
- Wirkungen: stärkt das Qi von Milz und Magen, nährt das Blut und die Körperflüssigkeiten, harmonisiert die Mitte, beruhigt den Geist und mindert giftige Wirkungen von anderen Heilkräutern.
- täglich maximal 3-12 Stück bzw. 10-30g

Die chinesische Jujube ist sicher ein geschmacklicher Höhepunkt in dieser Liste besonderer Zutaten. Man würde sie gerne essen, auch wenn sie nicht so gesund wäre. In vielen Kräuterrezepturen und Rezepten der chinesischen Heilküche wird sie auch eingesetzt, um den Geschmack zu verbessern und – ähnlich wie Süßholz und Ingwer – die unerwünschten Wirkungen anderer Heilkräuter abzufangen. Jujuben sind in China dank ihrer besonders milden und harmonischen Wirkung aber auch in alltäglichen Rezepten sehr beliebt.

Die stärkende und nährende Wirkung der Jujube verteilt sich zwischen Qi und Blut, wobei die Klassifizierung als ein Qi-Tonikum hier einen Schwerpunkt setzt. Tonisiert wird das Qi im Allgemeinen und in den beiden Funktionskreisen der Mitte, Magen und Milz. Die Jujube wird bei den klassischen Symptomen eines Milz- und Magen-Qi-Mangels wie Appetitmangel oder weichen Stühlen ebenso eingesetzt, wie ganz allgemein, um einen müden, schwachen oder nicht ausreichend gut genährten Menschen zu stärken. Sehr gerne wird die Jujube dabei mit Getreiden oder anderen Qi stärkenden Zutaten kombiniert.

Was das Nähren des Blutes betrifft, zählt die Jujube zwar nicht zu den wirksamsten Mitteln, doch macht sie dies in den vielen Situationen wett, in denen Blut und Qi gleichzeitig schwächeln und andere Blut nährende Nahrungsmittel oder Heilkräuter die Tendenz haben, eine schwache und kalte Milz zu überfordern. Dann nährt die Jujube das Blut und unterstützt und wärmt gleichzeitig die Milz. Die Blut nährende Wirkung richtet sich nicht so sehr an den Funktionskreis Leber, als vielmehr an das Herz. Die Jujube hat darüber hinaus einen harmonisierenden und beruhigenden Einfluss auf den Geist und wird deshalb sehr oft eingesetzt, wenn innere Unruhe, emotionale Instabilität oder übersteigerte emotionale Reaktionen von einer Schwäche des Herzens zeugen. In einem sehr beliebten Rezept hilft die Jujube zusammen mit Süßholz und Weizen gegen innere Unruhe und Schlafstörungen.

Die Jujube wärmt und sollte deshalb bei Anzeichen für Hitze, Feuchte-Hitze oder Schleim-Hitze mit Vorsicht verwendet werden. Durch den süßen Geschmack und die nährende Wirkung hat die Jujube auch eine Tendenz zur Ausbildung von Feuchtigkeit, sollte bei klaren Anzeichen für Feuchtigkeit also auch nicht in zu großen Mengen konsumiert werden. Darin unterscheidet sie sich übrigens nicht von allen anderen süßen Früchten.

Dioscorea

Shanyao – Dioscoreae Rhizoma – chinesischer Yams - 山药

- thermische Wirkung: neutral
- Geschmack: süß
- Wirkrichtung: Niere, Lunge, Milz
- Wirkungen: stärkt das Qi von Magen und Milz, stärkt das Qi und nährt das Yin von Lunge und Niere, festigt die Essenz
- täglich maximal 9-30g, auch bis zu 60-240g

Yams gehört in vielen Gegenden Asiens und Afrikas zu den Grundnahrungsmitteln. Dass diese nahrhafte Knolle in der Chinesischen

Medizin auch in Kräuterrezepten und in der Heilküche eingesetzt wird, kann deshalb durchaus verwundern, denn normalerweise haben Grundnahrungsmittel keine ausreichend starke Wirkung, um auch als Therapeutika dienen zu können. Dioscorea aber scheint diesen Spagat zwischen Alltag und Medizin zu schaffen.

Die wichtigste Wirkung von Dioscorea betrifft das Stärken des Qi im Allgemeinen und der beiden Funktionskreise Magen und Milz. Wie die allermeisten Qi-Tonika kann sie deshalb bei Müdigkeit, Appetitmangel und chronisch weichen Stühlen nützlich sein.

Besonders wertvoll ist an der Knolle, dass ihre thermische Wirkung und ihre Ausrichtung zwischen Yin und Yang sehr ausgeglichen sind, weshalb sie sowohl die Yin- als auch die Yang-Wurzel stärken kann. Dies ist besonders in den beiden Funktionskreisen Lunge und Niere wichtig, die beide relativ häufig von einer gleichzeitigen Schwäche in beiden Wurzeln betroffen sind. Auch für den Funktionskreis Lunge kann Dioscorea deshalb sehr gut als Qi-Tonikum eingesetzt werden, zum Beispiel bei Kurzatmigkeit, spontanem Schwitzen oder chronischem, leichten Husten, und das vor allem dann, wenn es immer wieder auch Anzeichen für Trockenheit in der Lunge gibt.

Wie gesagt hat Dioscorea neben der Qi tonisierenden Wirkung auch andere. So gilt es als ein wertvolles Yin-Tonikum, sowohl was den Funktionskreis Niere als auch was die Lunge betrifft und wird zum Beispiel bei Diabetes, Beschwerden während der Wechseljahre oder Osteoporose eingesetzt. Im Bereich des Funktionskreises Niere wird es zudem auch zur Stärkung der Yang-Wurzel empfohlen, z.B. bei Inkontinenz oder Vaginalausfluss.

Dioscorea ist ein sehr mildes Mittel und kann ohne Probleme in großen Mengen, regelmäßig und über lange Zeiträume hinweg verwendet werden, ruhig auch in der alltäglichen Ernährung. Dioscorea ist zwar relativ leicht zu verdauen und führt prinzipiell nicht zu einer Ansammlung von Feuchtigkeit, allerdings hat es, vergleichbar mit anderen stärkehaltigen Gemüsen wie der Kartoffel und dem Kürbis, die Tendenz, eine bereits bestehende Stagnation von Feuchtigkeit und Qi im

Verdauungsbereich zu verschlimmern. Das Ergebnis sind dann ein Völlegefühl oder ein Gefühl von Dehnung im Bauch.

Bei der Zubereitung von Dioscorea sind der Phantasie kaum Grenzen gesetzt. In China wird es sehr häufig in Suppen gekocht oder in Form einer Abkochung als Getränk verwendet (in diesen Fällen kann es auch getrocknete Dioscorea sein). Wenn man das Glück hat, die frische Knolle zu finden, so kann man im Prinzip alles damit anstellen, was auch mit Kartoffeln funktioniert: sie kochen, sie im Rohr braten, sie grillen oder frittieren (hier entfernen wir uns allerdings von unseren therapeutischen Zielsetzungen und verfolgen kulinarische Freuden).

Süßholz

Gancao – Glycyrrhizae Radix –甘草

- thermische Wirkung: neutral (nur getrocknet); warm (geröstet, *zhi gan cao* genannt)
- Geschmack: süß
- Wirkrichtung: Milz, Magen, Herz, Lunge, anderen Quellen zufolge alle Funktionskreise
- Wirkungen: geröstet stärkt es die Milz und das Qi, befeuchtet Lunge und beruhigt den Husten; nicht geröstet klärt es Hitze und toxische Hitze
- täglich maximal 1,5-9g, bei Bedarf auch bis 30 g

Süßholz ist auch in Europa ein beliebtes Heilmittel und die aus dem eingedickten Saft hergestellte Lakritze eine weit verbreitete Leckerei. In der Chinesischen Heilkräuterlehre wird Süßholz sehr häufig Kräuterrezepturen beigegeben, um die anderen Zutaten miteinander zu harmonisieren und deren ungewollte, „giftige" Wirkungen abzufangen.

Die nur getrocknete aber nicht geröstete Süßholzwurzel wird vor allem eingesetzt, um zu entgiften und Hitze zu klären und eignet sich insgesamt mehr für ein heißes Klima. Die Hitze klärende Wirkung wirkt auch auf den Funktionskreis Magen und kann hier zum Beispiel zur Linderung einer akuten Gastritis eingesetzt werden. Die hierzulande verbreitete Lakritze entspricht in ihrer Wirkung in etwa dieser nicht gerösteten Süßholzwurzel der TCM.

Hier aber soll es vor allem um die Qi stärkende Wirkung der Süßholzwurzel gehen, und die ist in der roh getrockneten Zubereitungsform zwar vorhanden, hält sich aber in Grenzen. Ein sehr viel stärkeres Qi-Tonikum ist die in Honig geröstete Süßholzwurzel, chinesisch *zhi gan cao* genannt. Bei einem Qi-Mangel werden wir also vor allem auf das geröstete Süßholz aus China zurückgreifen.

Die Hauptrichtung der stärkenden Wirkung von Süßholz trifft die Funktionskreise der Mitte, Magen und vor allem Milz. Hier stärkt es die Verdauung, verbessert den Appetit und kann bei weichen Stühlen eingesetzt werden. Neben der Milz stärkt Süßholz auch das Qi von Lunge und Herz, so bei knappem Atem, einem leichten chronischen Husten, Palpitationen oder schlechtem Gedächtnis. Wie sehr viele andere Qi-Tonika hat auch das Süßholz eine beruhigende, ausgleichende Wirkung auf den Geist, sofern unter anderem ein Herz-Qi-Mangel Grund für die Unruhe ist. Es kann bei depressiver oder melancholischer Stimmung hilfreich sein, bei innerer Unruhe und nervöser Anspannung, und es ist eine Zutat von sehr beliebten Rezepten gegen Schlafstörungen. Wie die allermeisten Qi-Tonika hat auch Süßholz über eine Verbesserung der Umwandlung indirekt eine nährende Wirkung auf das Blut, wird zu diesem Zweck allerdings meist mit Blut nährenden Zutaten kombiniert.

Die zweite wichtige Wirkung von Süßholz (und diese gilt für beide oben genannten Zubereitungsformen) betrifft den Funktionskreis Lunge, wo es Husten besänftigt und leicht befeuchtend wirkt. Dank seiner harmonischen, ausgeglichenen Natur kann Süßholz dabei bei einem sehr breiten Spektrum von Ungleichgewichten eingesetzt werden: bei trockenem Husten befeuchtet es und lindert den Hustenreiz, bei feuchtem Husten erleichtert es den Auswurf und beruhigt den Husten.

Das macht Süßholz zu einem leicht einsetzbaren Hausmittel bei nahezu jeder Form von Husten, denn gerade die Störungsmuster der Lunge wechseln oft schnell und sind nicht immer leicht zu unterscheiden. Am einfachsten ist es also, bei Husten einfach ein Stück chinesisches Süßholz zu kauen.

Süßholz kennt relativ viele Kontraindikationen. Aus der Sicht der TCM kann es die Ansammlung von Feuchtigkeit unterstützen und so zu einem Gefühl von Fülle oder Dehnung, sowie zu einer vermehrten Stagnation des Qi in Brust und Bauch führen. Aus der Sicht der Biomedizin hingegen ist die wichtigste mögliche Nebenwirkung bei anhaltendem Gebrauch ein Anstieg des Blutdrucks, eventuell auch Schwindel oder Kopfschmerzen. Süßholz ist daher für Menschen mit Bluthochruck, Erkrankungen oder Problemen von Herz und Niere, Wassereinlagerungen und Diabetes nicht geeignet und sollte auch während der Schwangerschaft vermieden werden. Dies gilt natürlich auch für Lakritze, sofern sie echt ist und wirklich aus Süßholzsaft hergestellt wurde.

Lotussamen

Lianzi – Nelumbinis Semen - 莲子

- thermische Wirkung: neutral
- Geschmack: süß, adstringierend
- Wirkrichtung: Herz, Niere, Milz
- Wirkungen: stärkt die Milz und wirkt gegen Durchfall, stärkt die Niere und festigt die Essenz, nährt das Herz und beruhigt den Geist
- täglich maximal 6-15g

Der Lotus ist in der chinesischen Materia Medica gut vertreten. Neben dem Samen verwendet man das Rhizom (*oujie*), die Blätter (*heye*), sowie die kleinen Triebe im Inneren der Samen (*lianzixin*).

Der Lotussamen wird nicht als ein Qi-Tonikum klassifiziert, sondern als ein Heilkraut, das adstringiert und stabilisiert. Diese Gruppe von Heilkräutern wird immer dann eingesetzt, wenn eine Substanz im Körper zurückgehalten werden soll, so bei Durchfall, Inkontinenz, Samenverlust, Blutungen oder Vaginalausfluss, oder aber, wenn dem Gewebe Festigkeit fehlt, wie bei einem Prolaps. Der Lotussamen wirkt besonders stark adstringierend auf den Darm. Deshalb wird er oft eingesetzt, um den chronischem Durchfall zurückzuhalten, ein relativ häufiges Symptom eines Milz-Qi-Mangels. Am besten wird er dafür mit anderen Qi tonisierenden Zutaten kombiniert, mit Heilkräutern ebenso wie mit Nahrungsmittel, zum Beispiel dem Reis. Weitere adstringierende Wirkungen zeigt der Lotussamen im Bereich der Niere bei vorzeitiger Ejakulation, Samenverlust, außerdem bei zu starken Menstruationsblutungen und Vaginalausfluss. Die haltende Funktion ist eine der Aufgaben des Milz-Qi, hat darüber hinaus aber auch mit dem Qi des Funktionskreises Niere zu tun. Vor allem bei einem lange anhaltenden Milz-Qi-Mangel oder mit zunehmendem Alter kann sich eine Schwäche in dieser Funktion bemerkbar machen. Dann ist der Lotussamen ein wirksames Mittel, das im Alltag und in großen Mengen verwendet werden kann und zudem ausgezeichnet schmeckt.

Eine weitere Wirkung des Lotussamens richtet sich auf den Funktionskreis Herz, wo vor allem die Yin-Wurzel genährt und der Geist beruhigt wird, also bei Schlafstörungen, innerer Unruhe oder Erregung.

Kontraindikationen sind für die Lotussamen nicht bekannt, auch nicht in größeren Mengen. Vorsichtig sollten damit nur Menschen mit einer Neigung zu Verstopfung sein, denn die Lotussamen können diese naturgemäß verschlimmern.

In China und ganz Asien sind Lotussamen sehr beliebt. Als leckere Knabberei, als Füllung für Kuchen, in Suppen oder in einem Reisbrei. Bei uns kauft man die Samen meist getrocknet. Sie können als

Ganzes gekocht und zum Beispiel einer Suppe beigegeben werden. Verwendet man die Samen für eine süße Speise, so ist es besser, die im Inneren der Samen versteckten Triebe zu entfernen, denn sie stören mit ihrem sehr bitteren Geschmack. Man lässt dafür die Lotussamen mindestens eine Stunde in Wasser einweichen, trennt die beiden Hälften und entfernt den Trieb. Eingeweichte oder frische Lotussamen können im Prinzip auch roh gegessen werden, ansonsten kann man alles damit anstellen, was man auch mit Nüssen oder Mandeln tun kann.

Teil 2

Rezepte

Die Rezepte

Ich lebe in Italien und liebe die italienische Küche, weshalb viele der Rezepte aus dieser Ecke der Welt stammen. Neben Rezepten aus den italienischen Regionalküchen finden sich aber auch einzelne aus anderen Ländern, sehr oft auch leicht abgeändert, damit sie dem Ziel, das Qi zu stärken, besser gerecht werden. Außerdem gibt es einige Rezepte aus der chinesischen Heilküche. Zum Teil habe ich die traditionellen chinesischen Rezepte unverändert übernommen, zum Teil aber auch so abgeändert, dass sie den Erwartungen eines modernen und westlichen Gaumens besser entsprechen.

Die hier vorgestellten Rezepte sind Teil einer Art „Heilküche", denn es geht immer vor allem um die Wirkung und erst danach um Geschmack oder Phantasie. Das heißt allerdings nicht, dass die Gerichte nicht auch gut schmecken. Nur habe ich mich sehr oft für eine Art Grundversion der Rezepte entschieden und überlasse die phantasievolle und genüssliche Ausarbeitung meinen LeserInnen. Allzu komplizierte und aufwändige Zubereitungen finden sich also nicht in diesem Rezeptteil. Da ich selbst eine – notgedrungen – eilige Köchin bin, ist es für mich sehr wichtig, dass die Rezepte möglichst unkompliziert und rasch zuzubereiten werden können.

Die im Folgenden beschriebenen Rezepte sind alle dafür geeignet, das Qi auf die eine oder andere Art zu stärken. Da das Stärken des Qi nicht die einzige Aufgabe der Ernährung ist, ergeben die beschriebenen Gerichte zusammen noch keine ausgewogene Ernährung. Eine Person, die sich zu sehr allein auf die folgenden Rezepte konzentriert, könnte zum Beispiel an Gewicht zunehmen. Um die Wirkung abzurunden, sollten wenigstens auch Gerichte zum Nähren des

Blutes in die alltägliche Ernährung eingebaut werden. Manche Rezeptgruppen (z.B. Salate oder Smoothies) kommen in diesem Band auch überhaupt nicht vor, weil sie bei einem Qi-Mangel keine besonders positive Rolle spielen. Das bedeutet also nicht, dass diese Formen der Zubereitung nicht gesund sind, sondern nur, dass sie für die Zielsetzung dieses Bandes, nämlich das Qi zu stärken, nicht hilfreich sind.

Sehr gut eignen sich die folgenden Rezepte hingegen für ein Frühstück oder ein kräftigendes Mittagessen. Als Abendessen sind sie meist zu stark tonisierend.

Getränke

Abkochung mit Ginseng

	1 Portion
2 g	Ginseng in Pulverform
	oder
6 g	getrockneter Ginseng
¼ l	Wasser

Das Wasser zum Kochen bringen, das Pulver einrühren. Die Abkochung vom Herd nehmen und zugedeckt etwa 10 Minuten lang ziehen lassen.

Eine Abkochung kann auch mit in Scheibchen geschnittenem getrocknetem Ginseng zubereitet werden. In diesem Fall dauert die Kochzeit allerdings zwischen 45 Minuten und 2 Stunden, je nach der Größe der Stücke. In vielen Fällen wird auch empfohlen, mit demselben Ginseng hintereinander zwei Abkochungen zuzubereiten und die beiden Flüssigkeiten dann zu vereinen, um besonders viele Wirkstoffe zu erhalten. Will man den trockenen Ginseng vor dem Kochen einweichen, um die Kochzeiten zu verkürzen, so lässt man ihn mindestens 12 Stunden in etwas Wasser stehen und verwendet das Einweichwasser im Anschluss für die Abkochung.

Eine solche Abkochung kann pur oder mit anderen Getränken vermischt getrunken werden, sie kann aber auch Suppen oder anderen wässrigen Speisen zugefügt werden. Sehr gut eignet sie sich auch, um darin Getreide zu kochen, wobei nach Ende der Kochzeit natürlich kein überschüssiges Kochwasser anfallen sollte.

Abkochung mit Codonopsis

	1 Portion
30 g	Codonopsis
1 l	Wasser

Das Heilkraut im Wasser 40 Minuten lang kochen. Möchte man eine stärker konzentrierte Abkochung, kann man die Flüssigkeit nach dem Kochen noch bis auf circa 150 ml herunterkochen lassen oder natürlich die Abkochung von Anfang an mit weniger Wasser aufsetzen.

Auch diese Abkochung kann man trinken, mit anderen Getränken vermischen, einen Tee damit zubereiten, sie Suppen beigeben oder sie verwenden, um darin Getreide zu kochen. Wieviel Wasser man verwendet und ob oder wie sehr die Abkochung im Anschluss reduziert wird, kann ganz nach Verwendung variieren. Codonopsis hat einen sehr guten Geschmack und harmonisiert sowohl mit süßen als auch mit herzhaften Gerichten.

Bei einem Getreide mit über 30 Minuten Kochdauer kann man Codonopsis auch direkt in das Kochwasser geben und mitkochen. Kocht man ein Getreide mit kürzerer Kochdauer, so kann man die Wurzel erst 10-15 Minuten im Kochwasser vorkochen und dann das Getreide dazugeben. In diesem Fall ist es allerdings nicht so leicht, die Wassermenge genau zu bestimmen.

Reiswasser mit Codonopsis

	1 Portion
30 g	Codonopsis
100 g	Reis
1 l	Wasser

In einem Topf Codonopsis mit 1 l Wasser aufkochen und circa 20-30 Minuten kochen lassen. Den Reis dazu geben und eventuell noch etwas Wasser aufgießen. Den Reis wie immer kochen, zum Schluss das überflüssige Wasser abgießen und als Getränk verwenden. Der Reis wird gegessen, ruhig auch mitsamt der gekochten Wurzel. Verwendet man Vollkornreis mit längeren Kochzeiten, so kann man den Reis auch von Anfang an mitkochen.

Das Reiswasser ist ein ausgezeichnetes Getränk, um die Verdauung zu stärken, vor allem den Darm, etwa bei weichen Stühlen oder Durchfall. Außerdem gibt es Kraft und Energie, ist dabei aber sehr gut verträglich. Ganz nach Geschmack kann es gesüßt oder gewürzt werden, oder aber man vermischt es mit anderen Getränken.

Sirup mit Ginseng

	12+ Portionen
30 g	Ginseng, frisch oder getrocknet
250 g	Poria (*fuling*)
250 g	Astragalus
250 g	gekeimte Gerste (*maya*)
250 g	Weißdornfrüchte (*shanzha*)
15 g	Kardamom
250 g	Honig

Alle Kräuter in ausreichend aber nicht zu viel Wasser (sie sollten während des Kochens immer gut bedeckt sein) 50 Minuten lange abkochen, danach die Kräuter herausnehmen und die enthaltene Flüssigkeit auspressen (geht sehr gut mit einer Kartoffelpresse). Die Abkochung ohne Deckel einkochen lassen, bis etwa 250 ml übrig bleiben. 250 g Honig dazugeben und gut verrühren. Zweimal täglich 15 g (circa 1 EL) davon nehmen, auch in warmem Wasser oder Tee aufgelöst.

Diese Kräutermischung stärkt und bewegt das Qi gleichzeitig. Der Sirup ist besonders wirksam bei einer schwachen Verdauung und fehlendem Appetit, insbesondere wenn es zu Nahrungsstagnation kommt, die Speisen also sehr lange auf dem Magen liegen. Wie immer kann Ginseng auch in dieser Mischung durch die 2-3-fache Menge Codonopsis ersetzt werden. Sind nicht alle Zutaten erhältlich, kann das Rezept ruhig auch leicht verändert werden. Die große Menge Honig ist notwendig, um den Sirup haltbar zu machen. Will man darauf verzichten, kann man die ungesüßte Abkochung in Form von Eiswürfeln einfrieren.

Abkochung mit Codonopsis und Jujuben

	1 Portion
6 g	Codonopsis
5 Stück	Jujuben
	Zucker oder Honig

Die Kräuter in ausreichend Wasser 30 Minuten lang abkochen, nach Geschmack süßen und trinken.

Dieses sehr schmackhafte Getränk stärkt das Qi und die Milz. Durch den guten Geschmack und weil die enthaltenen Kräuter sehr unkompliziert in der Verwendung sind, eignet es sich auch für Kinder.

Sirup für das Qi

	12+ Portionen
250 g	Codonopsis
250 g	Astragalus
250 g	Atractylodes (baizhu)
250 g	Longan (longyanrou)
250 g	Zucker

Alle Kräuter in ausreichend aber nicht zu viel Wasser 40 Minuten lang abkochen, dann die Kräuter entfernen und mit einer Kartoffelpressen auspressen. Die Flüssigkeit einkochen lassen, bis circa 250 ml übrig bleiben. 250 g Zucker in einer kleinen Pfanne schmelzen lassen und in der Flüssigkeit auflösen. Zweimal täglich 15 g (circa 1 EL) davon nehmen.

Diese Mischung stärkt das Qi und die Milz. Neben den in diesem Band vorgestellten Kräutern enthält das Rezept auch Atractylodes Macrocephala, ein Feuchtigkeit trocknendes Qi-Tonikum für die Milz. Die wohlschmeckenden Longan-Früchte hingegen stärken das Qi und nähren gleichzeitig das Blut. Insgesamt ist dieser Sirup deshalb eine gute Rezeptur auch bei gleichzeitigem Qi- und Blut-Mangel. Um eine stärker wärmende und nährende Wirkung zu erhalten, kann man übrigens auch Vollrohrzucker verwenden.

Tee mit Astragalus und Gojibeeren

1 Portion
5 g	Astragalus (möglichst dünne Scheiben)
10 g	Goji-Beeren

Die Kräuter mit kochendem Wasser aufgießen und ca. eine Stunde lang ziehen lassen. Am besten gelingt dies direkt in einer Thermoskanne.

Dieses schlichte und schmackhafte Getränk ist eine ausgeglichene Unterstützung für Qi und Blut. Besonders unterstützt die Kombination das Immunsystem, eignet sich also als stärkendes Getränk, um Erkältungen abzuwehren. Für den Geschmack können natürlich auch andere Zutaten mit in den Tee gegeben werden.

Reis-Mandelmilch

circa 4 Portionen
100 g   Reis, gleich welche Sorte
150 g   Mandeln, geschält
1 l   Wasser
Zimt
Vollrohrzucker oder ähnliches nach Belieben

Den Reis fein mahlen (z.B. in einer Kaffeemühle oder einer Küchenmaschine) und zusammen mit den ganzen, geschälten Mandeln in eine Schüssel geben. Mit ½ Liter warmem (nicht heißem!) Wasser übergießen und eine Nacht lang stehen lassen. Nach Ende der Einweichzeit die gesamte Mischung in einem Mixer 2 Minuten lang durchmixen und nach Belieben mit etwas kaltem Wasser verdünnen. Durch ein Sieb streichen, nach Belieben süßen und mit Zimt servieren.

Diese Milch wirkt erfrischend, stillt den Durst, stärkt das Qi und führt dabei nicht zu so viel Feuchtigkeit, wie dies bei Tiermilch der Fall ist. Die Kombination von Reis und Mandeln ist besonders günstig für das Lungen-Qi. Wem die Herstellung dieser Reis-Mandelmilch zu aufwändig ist, der kann auch auf ein fertiges Produkt zurückgreifen, sollte dabei aber auf den oft sehr hohen Zuckergehalt achten.

Mandelmilch

circa 4 Portionen
125 g   Mandeln
½ l   Wasser
40 g   Zucker

Die Mandeln mit dem Zucker im Mixer fein mahlen. Mit ½ l heißem Wasser (ca. 70°C) aufgießen, 30 Minuten ziehen lassen und anschließend nochmals einige Minuten lang durchmixen. Durch ein feines Sieb streichen oder durch ein sauberes, geruchfreies Küchentuch drücken. Die Rückstände können für Soßen oder Aufstriche verwendet werden.

Wer eine weiße Mandelmilch möchte, muss geschälte Mandeln und weißen Zucker verwenden, andernfalls tun es auch ungeschälte Mandeln und Vollrohrzucker. Natürlich kann der Zucker weggelassen, reduziert oder durch andere Süßungsmittel ersetzt werden.

Diese Milch wirkt besonders stärkend auf die Lunge. Da Mandeln auch befeuchten, sollten sie bei einer Verschleimung der Atemwege, Husten mit viel Auswurf oder Durchfall nicht in zu großen Mengen verwendet werden.

Nimmt man 250 ml von der Mandelmilch, verrührt sie mit 2 gehäuften Esslöffeln Maisstärke und kocht sie unter ständigem Rühren 2-3 Minuten auf, so erhält man einen leckeren Mandelpudding und zusammen mit (zum Beispiel) frischen Erdbeeren ein sehr gesundes Dessert.

Verdauungs-Tee

Kümmel
Fenchel
Anis
Pfefferminze
Kamille

Die Samen zu gleichen Teilen mischen und 1 TL von der Mischung leicht mörsern. Zusammen mit 1 TL der zu gleichen Teilen gemischten Kräuter in ein Gefäß geben und mit 250 ml heißem Wasser aufgießen. 7-10 Minuten zugedeckt ziehen lassen, danach möglichst ungesüßt und noch warm trinken.

Diese Mischung entspricht zwar nicht dem, was die TCM unter einem Qi-Tonikum versteht, doch ist es ein sehr guter Tee, um das Milz-

Qi zu unterstützen. Die Indikationen nach der TCM sind Milz-Qi-Mangel mit Ansammlung von Feuchtigkeit und lokaler Qi-Stagnation, also allerhand Verdauungsbeschwerden mit Völlegefühl, Blähungen oder krampfartigen Schmerzen.

Getreidekaffee mit Kardamom

	1 Portion
1 Kapsel	heller Kardamom
2 TL	löslicher Getreidekaffee
1 Tasse	heißes Wasser
	Vollrohrzucker

Die Kardamomkapsel mit einem Messer leicht aufschlitzen, in eine Tasse geben und mit kochendem Wasser übergießen, zudecken. Nach 5 Minuten die Kapsel entfernen und den löslichen Getreidekaffee in das heiße Wasser rühren. Nach Geschmack süßen.

Getreidekaffee ist bei einem Qi-Mangel ein sehr günstiges Getränk: er trocknet und wärmt und besitzt ganz nebenbei noch die Qi-stärkende Wirkung des Getreides. Durch die Zugabe von aromatischem Kardamom erhöht sich die tonisierende Wirkung auf die Milz.

Japanischer Reistee - Genmaicha

	1-2 Portionen
2 EL	Naturreis
2 TL	Grüntee (z.B. Sencha, auch Bancha ist möglich)
½ l	Wasser

Die hier beschriebene Zubereitung ist vereinfacht, kommt dem Original (der Reis wird gekocht, getrocknet und anschließend geröstet) aber möglichst nahe. Den Reis in einer trockenen Pfanne bei mittlerer Hitze anrösten, bis er Farbe annimmt und beginnt zu poppen. Das Wasser aufgießen und 1 Minute köcheln lassen, dann vom Herd nehmen und leicht auskühlen lassen (ca. 80°C). Den Grüntee zugeben und 1-3 Minuten ziehen lassen. Genmaicha gibt es auch in einer fertigen Mischung zu kaufen. Dann wird TL Genmaicha mit 1 Tasse 70-80° heißem Wasser übergossen und 1-3 Minuten ziehen gelassen.

Die Kombination mit dem gerösteten Reis gleicht die kühlende und ausleitende Wirkung des Grüntees aus. So entsteht ein Getränk, das sich auch für Menschen mit einem Qi-Mangel eignet, was für den normalen Grüntee nicht unbedingt zutrifft. Verwendet man Bancha für die Zubereitung, so wird die positive Wirkung auf die Verdauung verstärkt, außerdem kann Bancha auch von Kindern und abends getrunken werden.

Suppen

Hühnerbrühe mit Ginseng

	4-6 Portionen
1	Huhn, geputzt und gewaschen
3	Frühlingszwiebel
3 Scheiben	Ingwer
20 g	Ginseng
20 g	Gojibeeren
6 Stück	Jujuben
	Salz
	Gewürze nach Belieben

Das Huhn in kochendes Wasser geben und 5 Minuten lang kochen lassen. Dann das Kochwasser wegschütten und das Huhn mit 2-3 Litern frischem Wasser und allen anderen Zutaten bis auf die Frühlingszwiebel 3 Stunden lang auf kleinster Flamme köcheln lassen. Ab und zu den Schaum abschöpfen. Zum Schluss die Brühe abseihen, nach Geschmack mit Salz oder Sojasoße würzen und mit den fein geschnittenen Frühlingszwiebeln servieren.

Diese Hühnerbrühe nach klassischem Rezept wird in China eingesetzt, wenn jemand nach einer Krankheit, einem operativen Eingriff oder einer Geburt wieder zu Kräften kommen soll. Die Brühe kann portionsweise tiefgekühlt oder kochend heiß in Einweckgläser abgefüllt werden, damit ein kleiner Vorrat für schwierige Zeiten immer im Haus ist. Natürlich ergibt die Brühe auch eine wunderbare Basis für Suppen oder einen Risotto.

Die möglichen Variationen sind zahlreich: der teure Ginseng kann wie immer im Verhältnis 1:3 durch Codonopsis ersetzt werden, es können Wurzelgemüse oder Gewürze mitgekocht werden, außerdem Getreide oder andere sättigenden Suppeneinlagen.

Hühnerbrühe mit Astragalus

	2-3 Portionen
1	Hühnerkarkasse
30-40 g	Astragalus
	Salz
	Gewürze nach Belieben

Die Hühnerkarkasse mit dem Astragalus in 1-2 Liter Wasser circa 1 bis 1 ½ Stunden lang kochen. Die fertige Brühe abseihen, salzen und nach Belieben würzen.

Diese Brühe stärkt das Qi, nährt das Blut und schmeckt zudem ganz vorzüglich. Nach der TCM ist sie bei Palpitationen, Kurzatmigkeit, Schwindel und Schwäche empfehlenswert. Durch den besonderen Bezug von Astragalus zum Abwehr-Qi würde ich sie aber auch präventiv gegen häufige Erkältungen und während einer Grippewelle empfehlen.

Die Verwendung der Karkasse statt des ganzen Huhnes tut weder dem Geschmack noch der Wirkung einen Abbruch. Es ist vor allem dann eine sehr gute Lösung, wenn man ein teures Bio-Freiland-Huhn nicht als Ganzes für die Suppe verwenden will. Man entfernt dann das Brustfleisch und die Keulen und kocht mit dem Rest des guten Tieres diese herrlich stärkende Brühe.

Chinesische Hühnerbrühe für Feinschmecker

	4-6 Portionen
1	Huhn
3	Karotten
4-5 Stück	Sternanis
2 mal 2 cm	Ingwer
5 Körner	Sechuanpfeffer (oder schwarzer Pfeffer)
½	Zimtstange
1	Frühingszwiebel
3	Shiitakepilze, frisch oder getrocknet, ohne Stiel
2 EL	Sojasoße
2 EL	Reiswein
	dunkles Sesamöl
	Salz

Das Huhn häuten und die Haut entsorgen. Das Huhn waschen und zusammen mit 2 Karotten, Sternanis, Pfeffer, einem Stück Ingwer in Scheibchen und 2-3 Litern kaltem Wasser aufstellen. Die Brühe etwa eine Stunde lang ganz schwach köcheln lassen, dann das Huhn herausnehmen, das Brustfleisch und etwas Fleisch von den Keulen ablösen und den Rest vom Huhn wieder in die Suppe geben. Die Suppe nach Belieben weitere 1-3 Stunden schwach köcheln lassen.

Kurz vor dem Ende der Kochzeit eine rohe Karotte in feine Stifte schneiden, die gewässerten oder geputzten Shiitakepilze in Scheiben schneiden, die Frühlingszwiebel klein schneiden, das zweite Stück Ingwer sehr fein würfeln oder reiben. Die Suppe abseihen, alle diese Zutaten mit dem klein geschnittenen Hühnerfleisch zur Suppe geben und nochmals kurz köcheln lassen. Mit Reiswein, Sojasoße und Salz abschmecken.

Ganz nach Geschmack kann die Suppe mit weiterem Gemüse (Brokkoli, Zuckererbsen, Zucchini, Sellerie...), Ei oder (asiatischen) Suppennudeln bereichert werden.

Einfache Fischsuppe

> 4 Portionen
> 1 Karotte
> 2 Knoblauchzehen
> ½ Zwiebel
> 400 g gemischter Fisch, geputzt und gewaschen, ohne Schuppen
> und in Stücke geschnitten
> Olivenöl
> Salz
> Petersilie

Karotte, Zwiebel und Knoblauch fein schneiden und in etwas Olivenöl anbraten, bis die Zwiebel glasig werden. Die Fischstücke zum Gemüse in den Topf geben und etwa 1 ½ Liter Wasser aufgießen. Leicht salzen und so lange kochen, bis der Fisch zu zerfallen beginnt. Die Fischstücke vorsichtig aus der Brühe nehmen und so viel Fischfleisch (ohne Gräten!) wie möglich auslösen. Inzwischen die Brühe abseihen, mit Salz abschmecken und warm halten. Den Fisch in eine Schüssel geben, mit etwas Brühe pürieren (oder grob mit einer Gabel zerdrücken) und zur restlichen Brühe geben. Die Suppe mit gehackter Petersilie und gerösteten, mit Olivenöl beträufelten Weißbrotscheiben servieren.

Fisch ist in praktisch jeder Zubereitungsform eine gute Sache für das Qi. Der Vorteil bei dieser Suppe ist, dass wie bei einer Fischbrühe auch Fischreste oder unansehnliche Stücke mitgekocht werden können.

Wie bei anderen Suppen auch, kann man hier Heilkräuter mitkochen, geschmacklich passen zum Beispiel Astragalus oder Codonopsis. Da die Kochzeiten von Fisch relativ kurz sind, sollte man diese aber im Kochwasser 10-15 Minuten vorkochen und dann zusammen mit dem Wasser zum Fisch geben.

Kürbissuppe mit Lotussamen

	4 Portionen
50 g	Lotussamen, getrocknet
500 g	Speisekürbis
½	kleine Zwiebel
¼ Glas	trockener Weißwein
500 ml	Gemüsebrühe
	Olivenöl
	Muskatnuss
	Pfeffer
	Salz

Die Lotussamen mindestens eine Stunde in etwas Wasser einweichen, dann die Hälften trennen und den bitteren Keim entfernen. Die Zwiebel kleinschneiden und mit etwas Olivenöl sanft anbraten, bis sie goldgelb ist. Den gewürfelten Speisekürbis dazugeben und einige Minuten anbraten. Mit dem Weißwein aufgießen und dann die Brühe dazugeben. Die Lotussamen samt dem Einweichwasser mitkochen lassen, bis alles weichgekocht ist und der Kürbis zerfällt oder mit einem Holzlöffel zerdrückt werden kann (etwa 25 Minuten). Mit Muskat und Pfeffer würzen und anrichten.

Die Lotussamen können durch 50 g grob zerkleinerte, leicht geröstete Mandeln ersetzt werden, die allerdings nicht mitgekocht, sondern auf die fertig angerichtete Suppe gegeben werden.

Vegetarische Pilzsuppe zur Stärkung der Abwehr

	4 Portionen
3	Frühlingszwiebel
1	Knoblauchzehe
1 cm	frischer Ingwer
4-6	Shiitakepilze, frisch oder getrocknet
2 EL	Gojibeeren

20g	Astragalus
800 ml	Gemüsebrühe oder Wasser

Die getrockneten Shiitakepilze 20 Minuten in lauwarmem Wasser einweichen, dann die Stiele entfernen (diese bleiben zäh) und ganze Pilze eventuell in Scheiben schneiden. Frische Pilze putzen und die Kappen in Scheiben schneiden. Ingwer und Knoblauch fein hacken und zusammen mit den Pilzen kurz in etwas Olivenöl andünsten. Die Brühe oder das Wasser aufgießen und zusammen mit allen anderen Zutaten circa 30 Minuten lange kochen. Die schräg in Röllchen geschnittenen Frühlingszwiebel können erst 5 Minuten vor dem Ende der Kochzeit oder beim Servieren in die Suppe gegeben werden. Der Astragalus muss vor dem Servieren entfernt werden, alle anderen Zutaten können je nach Geschmack mitgegessen oder die Suppe durchgeseiht und als Brühe verwendet werden. Salzen und nach Geschmack abschmecken, zum Beispiel mit Sojasoße und Sesamöl.

Diese Suppe steht ganz im Zeichen der Shiitakepilze. Wem diese im Chinesischen „Duftpilze" genannten Geschmacksbomben nicht zusagen, für den ist wohl auch diese Suppe nichts. Wenn sie aber schmecken, so dient dieses Rezept auch als Basis für eine Pilzbrühe, die zum Beispiel mit etwas frischem Gemüse und Miso kombiniert oder zum Kochen von Reis verwendet werden kann.

Lauch-Kartoffel-Suppe mit Walnusspesto

	4 Portionen
1 EL	Butter oder Ghee
2 Stangen	Lauch
2 Stangen	Sellerie
200 g	Kartoffel
½ l	Gemüsebrühe
	Zitronensaft
30 g	Walnüsse, ohne Schale gewogen
1 cm	frischer Ingwer

Salz

Den Lauch putzen und den helleren Teil in feine Ringe schneiden. Den geschnittenen Lauch in Butter oder Ghee vorsichtig dünsten, ohne ihn zu bräunen. Sobald er weich ist, die in feine Streifen geschnittenen Selleriestangen und die geschälten und in Scheibchen geschnittenen Kartoffel zugeben und 10 Minuten mitdünsten lassen. Mit der Flüssigkeit aufgießen und zugedeckt auf kleiner Flamme 30 Minuten köcheln lassen, bis die Kartoffel ganz weich sind. Mit einem Pürierstab pürieren und mit Salz und etwas Zitronensaft abschmecken.

Inzwischen den sehr klein geschnittenen Ingwer in wenig Butter oder Ghee sehr kurz anbraten und die grob gehackten Nüsse dazugeben. Kurz anbraten lassen und mit gemahlenem Koriander (Samen) würzen. Die Suppe in Teller geben und mit der Nussmischung servieren.

Durch die Verwendung von Lauch, Ingwer und Walnüssen hat diese Suppe einen wärmenden Charakter, der allerdings durch den Sellerie etwas ausgeglichen wird. Insgesamt eine gute, Qi und Yang stärkende Wintersuppe.

Linsen-Kastaniensuppe

	4-6 Portionen
2 TL	Garam Masala
1 TL	Kurkuma
150 g	rote geschälte Linsen
1 l	Gemüsebrühe
150 g	gebratene oder gekochte Kastanien
	Ghee oder Butter

Die Gewürze in etwas Ghee leicht wärmen, bis sie duften. Die Linsen waschen und dazugeben. Kurz anwärmen, dann mit der Gemüsebrühe aufgießen. Die Kastanien dazugeben und zugedeckt kochen lassen, bis die Linsen ganz weich sind. Die Suppe mit einem

Pürierstab pürieren, nachsalzen und eventuell mit etwas Masala nachwürzen. Statt dem Garam Masala kann natürlich auch eine beliebige Curry-Mischung verwendet werden. Diese so schon sehr stark tonisierende Suppe wird ein wahres Labsal für das Qi, wenn statt der Gemüsebrühe eine Hühnerbrühe verwendet wird.

Misosuppe mit Gemüse

	4+ Portionen
1-2	Karotten
einige	Röschen von einem Brokkoli
½	Lauch oder 1 Frühlingszwiebel
½	Daikon oder einige Radieschen
einige	Zuckerschoten
ca. 1 EL	Wakame (Meeresalge)
1-1½	Liter Wasser, Dashi Brühe oder eine andere ungesalzene Brühe
2-3 EL	Miso

Die Wakame in kleinere Stücke schneiden und 15 Minuten in kaltem Wasser einweichen, danach das Einweichwasser weggießen.

Das Gemüse in nicht zu kleine Stücke schneiden und ungefähr entsprechend der Kochzeit in das kochende Wasser oder die Brühe geben (Zuckerschoten, Lauch und Wakame gegen Ende der Kochzeit, Frühlingszwiebel eventuell auch erst nach dem Kochen). Das Gemüse nach Geschmack weich oder *al dente* kochen und danach die Suppe vom Feuer nehmen. Ganz nach Belieben kann auch anderes Gemüse verwendet werden. Das Miso in einem feinen Sieb in die Suppe hängen und langsam auflösen. Die im Sieb verbliebenen Reste kann man ohne Weiteres ebenfalls in die Suppe geben. Kurz ziehen lassen und noch warm servieren. Vor dem Essen nochmals umrühren, da das Miso sich sehr schnell absetzt.

Die Suppe sollte nach der Zugabe des Miso nicht mehr kochen, weil dadurch die wertvollen Enzyme zerstört werden. Achtung: kein Salz und keine gesalzene Brühe verwenden, das Miso ist selbst salzig genug.

Meeresalgen enthalten relativ viel Iod und dies kann für Menschen mit einer Beeinträchtigung der Schilddrüsenfunktion sehr problematisch sein. Der Iodgehalt von Wakame ist zwar vergleichsweise gering und durch das Einweichen wird der Jodgehalt der Algen nochmals reduziert. Dennoch solltest Du im Zweifelsfall besser auf diese Zutat verzichten.

Italienische Suppe mit Hülsenfrüchten und Getreide

	4+ Portionen
250 g	Mischung aus getrockneten Hülsenfrüchten und Getreiden
2 l	Wasser
1	Karotte
1 Blatt	Lorbeer
1	Stangensellerie
1	Zwiebel
1	Knoblauchzehe
1 Strauß	mediterrane Kräuter (Rosmarin, Salbei, Thymian, Oregano ...)
	Olivenöl
	Salz

Die Mischungen bestehend aus Gerste, Dinkel, Naturreis, Linsen, Bohnen, getrockneten Erbsen, Azuki- oder Mungbohnen findet man in gut sortierten Naturkostläden. Notfalls kann man eine solche Mischung auch selbst zusammenstellen, ganz nach den eigenen Vorlieben oder mit den Resten von getrockneten Hülsenfrüchten und Getreiden, die man gerade zuhause hat.

Die Mischung für mindestens 12 Stunden in ausreichend Wasser einweichen. Das Einweichwasser wegschütten und die Mischung mit dem Lorbeer und 2 Litern frischem Wasser zum Kochen bringen.

Ungefähr eine Stunde lang kochen, das Salz wird erst am Ende der Kochzeit zugegeben. 15 Minuten vor Ende der Kochzeit die klein gewürfelten Gemüse in etwas Olivenöl anbraten und zusammen mit den Kräutern zur Suppe geben. Wenn alle Zutaten weich sind, mit Salz abschmecken und mit etwas Olivenöl beträufelt servieren.

Es gibt wohl in allen Ländern der Erde unzählige Versionen dieser Art von Suppen. Ihre Wirkung auf das Qi und die Verdauung ist stärkend und zugleich harmonisierend. Wem die Verdauung der Hülsenfrüchte Schwierigkeiten bereitet, der kann deren Anteil reduzieren oder leicht verdauliche bevorzugen, wie z.B. Linsen oder geschälte Hülsenfrüchte.

Pasta e fagioli

	4 Portionen
150 g	kleine Maccheroni (italienische Nudeln aus Hartweizengries)
400g	getrocknete Bohnen (z.B. Borlotti)
1	kleine Kartoffel
1	Selleriestange
1	Karotte
1	Tomate
1	Knoblauchzehe
1-2	Lorbeerblätter
	Parmesankäse
	unraffiniertes Meersalz
	Olivenöl

Die Bohnen eine Nacht lang in reichlich Wasser einweichen, danach das Einweichwasser wegschütten. Den Lorbeer, das Gemüse im Ganzen und die Bohnen in ausreichend Wasser so lang kochen, bis die Bohnen weich sind (1-2 Stunden je nach Sorte). Das Wasser soll die Bohnen dabei immer bedecken. Das Lorbeerblatt entfernen, knapp die Hälfte der Bohnen und das Gemüse aus dem Topf nehmen und zusammen pürieren, dann alles wieder in den Topf geben und salzen. Nun eventuell etwas Wasser aufgießen und die Nudeln in der Suppe mitkochen lassen, bis diese bissfest sind. Die dickliche Suppe mit Parmesan und ein wenig gutem Olivenöl servieren.

Solche oder ähnliche Kombination von Hülsenfrüchten und Getreide (in diesem Fall Nudeln) machen sehr satt und geben viel Kraft. Nach der TCM stärkt diese sämige Suppe vor allem Magen und Milz.

Suppe aus geröstetem Gemüse mit Rosmarinpesto

	4 Portionen
500 g	Karotten
1	große Zwiebel
1-2	Kartoffel
3	Knoblauchzehen
	Gemüsebrühe
100 g	Mandeln
1 EL	Rosmarinnadeln
½	Knoblauchzehe
	Salz
	Olivenöl

Die Karotten, die Kartoffel und die Zwiebel schälen, in Scheiben, Würfel und Spalten schneiden, leicht salzen und mit 1 EL Olivenöl vermengen. Zusammen mit den ungeschälten Knoblauchzehen in einer feuerfesten Form verteilen und circa 45 Minuten bei 180° im Backrohr rösten, dabei einmal wenden. Inzwischen aus Mandeln, Rosmarinnadeln und einer Knoblauchzehe mit 2 EL Olivenöl im Mixer oder mit einem Pürierstab einen Pesto zubereiten und mit Salz abschmecken. Das fertig geröstete Gemüse in einen Topf geben, die Knoblauchzehen dabei ausdrücken und die Schalen entfernen. Etwas Brühe dazugeben und pürieren, dann mit so viel Brühe auffüllen, bis die Konsistenz dickcremig ist. Mit Salz abschmecken und mit dem Pesto servieren.

Das Rösten des Gemüses verbessert den Geschmack und verschiebt dessen thermische Wirkung zusätzlich in Richtung Yang. Der sehr aromatische Pesto unterstützt zudem die Verdauung.

Frühstück und kleine Mahlzeiten

Reiscongee - Grundrezept

1 Teil	Reis
4-6 Teile	Wasser

Der Reis wird in dem Wasser auf kleinster Hitze so lange gekocht, bis er beginnt, sich zu einem cremigen Brei aufzulösen. Bei weißem Reis benötigt man mindestens 1-2 Stunden, bei Vollkornreis kann es je nach Sorte auch doppelt so lange dauern und es braucht mehr Wasser, da die Kochzeit länger ist. Wichtig ist dabei, den Topf mit einem Deckel zu verschließen und ab und zu umzurühren. Falls nötig muss während der Kochzeit noch Wasser zugegeben werden. Salz und weitere Gewürze werden im Allgemeinen erst ganz am Schluss oder nach Ende der Kochzeit zugegeben. Wenn man das Congee für mehrere Tage im Voraus kochen will, so ist es beim Aufwärmen meist nötig, nochmals etwas Wasser zuzugeben.

Lange gekochter Reis ist sehr leicht verdaulich. Man sagt in China, es sei das erste und letzte, was ein Mensch in seinem Leben verdauen kann. Das bedeutet, dass auch eine sehr schwache oder gestörte Milz mit einem solchen Reiscongee fertig wird. In vielen asiatischen Ländern wird das Reiscongee zum Frühstück gegessen, denn ähnlich wie ein Brötchen gibt es seine Kohlenhydrate schnell her und das ist nach der nächtlichen Unterzuckerung sehr angenehm.

Reis hat eine leichte stopfende Wirkung, weshalb diese Speise in all ihren Variationen bei weichen Stühlen oder chronischem Durchfall auf Grund eines Milz-Qi-Mangels sehr geeignet ist.

Die Variationen für ein solches Congee sind wirklich unendlich. Ob süß mit Beeren oder Trockenobst und Nüssen, gemüsig mit Karotte, Zucchini und Paprika oder herzhaft mit Kapern und Oliven oder geräuchertem Fisch, alles ist möglich. Dabei wird das Congee selbst meist nicht gesalzen, die Beilagen dafür eventuell ein wenig mehr.

Congee mit 4 Edelmännern

10 g	Codonopsis (*dangshen*)
10 g	Atractylodes (*baizhu*)
10 g	Poria (*fuling*)
3 g	chinesisches Süßholz (*gancao*)
100 g	Reis
500 ml	Wasser

Die Kräuter in 500 ml Wasser 40 Minuten lang kochen, dann den Dekokt filtern, mit frischem Wasser wieder auf etwa 500 ml auffüllen und damit den Reis kochen, bis er sehr weich ist. Das fertige Congee kann ganz nach Geschmack angerichtet werden, also zum Beispiel süß mit Rosinen und Mandeln oder salzig mit etwas Curry und Sesamöl.

Das in dieses Congee integrierte Dekokt der 4 Edelmänner (*sijunzitang*) ist ein absoluter Klassiker unter den Qi tonisierenden Rezepten der TCM. Die tonisierende Wirkung richtet sich auf das Qi im Allgemeinen und auf die beiden Funktionskreise Magen und Milz. Durch die unter anderem trocknenden Kräuter Atractylodes und Poria ist das Rezept auch bei leichter Feuchtigkeit in der Milz ideal. Statt dem etwas umständlichen Abkochen der Kräuter kann man natürlich auch ein normales Congee kochen und das Kräuterextrakt in Pulverform zugeben. Um Arbeit zu sparen, kann man eine größere Menge Dekokt zubereiten, einfrieren oder in Einweckgläser abfüllen und dann bei Bedarf zum Kochen für ein Congee, ein Getreide oder eine Suppe verwenden. Der Geschmack der Abkochung ist süßlich und recht angenehm.

Schokoladiges Klebreiscongee

	2-4 Portionen
1 Tasse	Klebreis
3-4 Tassen	Wasser
1 EL	ungezuckerter Kakao
1 EL	Vollrohrzucker
	etwas schwarzer Pfeffer aus der Mühle
1 Spritzer	Zitronensaft
	Salz

Zum Abmessen nehme ich eine gängige Teetasse. Aus dem Klebreis und dem Wasser ein Congee kochen. Die Kochzeit beträgt circa 30 Minuten, das Congee ist fertig, wenn der Reis das Wasser ganz aufgenommen hat. Nach Abschluss der Kochzeit alle anderen Zutaten dazugeben und gut umrühren. Sehr gut schmeckt das Congee zusammen mit fruchtig-säuerlichem Obst, entweder roh oder als schnelles Kompott: Pfirsiche, Erdbeeren, Himbeeren, Orangen.

Klebreis ist ein besonders gutes Tonikum für Milz und Lunge. Zusammen mit dem Kakao, der eine leicht trocknende Wirkung hat, wird dieses Rezept zu einem sehr guten Frühstück oder – in einer etwas feineren Variante - zu einem einfachen Dessert bei Qi-Mangel und einer Tendenz zu Feuchtigkeit und weichen Stühlen.

Klebereis mit chinesischen Datteln

	2 Portionen
100 g	Klebreis
30 g	Jujuben (chinesische Datteln, ca. 10-12 Stück)
60 g	Kokosflocken
	oder
40 ml	Kokosmilch
400 ml	Wasser
1 Prise	Salz

Honig nach Geschmack
zerlassene Butter

Die Jujuben entkernen und halbieren oder vierteln. Den Reis, die Kokosflocken oder Kokosmilch und die Jujuben in 400 ml Wasser auf kleinster Flamme kochen, bis der Reis weich ist (circa 30 Minuten). Dann salzen, mit Honig und zerlassener Butter beträufeln und servieren.

Das Rezept ist relativ simpel, gibt aber viel Kraft und stärkt vor allem Milz und Lunge. Nach Belieben kann mit Kardamom gewürzt werden, was dem Ganzen eine stärker aromatische und trocknende Wirkung verleiht. Anstatt der Jujuben können natürlich auch Rosinen oder Datteln verwendet werden.

Fruchtiges Reiscongee

	2 Portionen
1 Tasse	Reis
3-4 Tassen	Wasser
1	Apfel
1 Handvoll	Rosinen
1 Handvoll	Gojibeeren
1 EL	Zitronensaft
etwas	geriebene Zitronenschale
	Vanille
	Vollrohrzucker nach Geschmack
1 Prise	Salz

Aus Reis und Wasser ein Congee kochen. Nach Ende der Kochzeit den sehr fein geschnittenen oder geriebenen Apfel, die kurz in Wasser eingeweichten Trockenfrüchte und die weiteren Gewürze zugeben und noch einige Minuten zugedeckt quellen lassen.

Süße Polenta

	4+ Portionen
250 g	Instant-Polentagries (bereits vorgekocht)
1 l	Wasser
120 g	Walnusskerne, grob gehackt
120 g	Rosinen
40 g	Honig
1 Prise	Salz
	Zimt

Die Rosinen in Wasser einweichen. Das Kochwasser aufkochen lassen, salzen und den Polentagries langsam einrieseln lassen, während man ständig kräftig mit einem Schneebesen umrührt. Einige Minuten unter Rühren köcheln lassen, bis die Polenta fester wird. Dann den Zimt, den Honig, die Rosinen und die gehackten Nüsse unterrühren. Die fertige Polenta kann gleich warm gegessen werden oder man füllt sie in ein mit kaltem Wasser gespültes Gefäß und lässt sie kalt werden. Ist die Polenta ausgekühlt und fest geworden, kann man sie stürzen, in 1 cm dicke Scheiben schneiden und kurz in wenig Butter oder Ghee anbraten.

Polenta aus Maismehl wirkt leicht diuretisch und eignet sich sehr gut bei einem Qi-Mangel mit leichter Feuchtigkeit. Diese Polenta kann gut für einige Tage im Voraus zubereitet werden und ist in Scheiben geschnitten auch kalt ein guter Snack für Zwischendurch.

Süße Polenta mit Lotussamen

	2-3 Portionen
120 g	Instant-Polentagries
480 ml	Wasser
60 g	getrocknete Lotussamen
etwas	Zitronenschale
1-2 EL	Honig
1 Prise	Salz

Die Lotussamen für mindestens eine Stunde in kaltem Wasser einweichen (wenn es schneller gehen soll, kann man auch warmes Wasser verwenden), dann öffnen und den bitteren Keim entfernen. Die Samen in circa 500 ml Wasser weichkochen (braucht ungefähr 15 Minuten), dann aus dem Wasser nehmen und beiseite stellen. Das Kochwasser wieder auf 480 ml auffüllen, leicht salzen, zum Kochen bringen und den Polentagries unter ständigem Rühren einrieseln lassen. Sobald die Polenta fest wird, die Lotussamen dazugeben, mit der Zitronenschale würzen und mit dem Honig nach Geschmack süßen.

Die fertige Polenta kann gleich warm gegessen werden oder man füllt sie in ein mit kaltem Wasser gespültes Gefäß und lässt sie kalt werden. Ist die Polenta ausgekühlt und fest geworden, kann man sie stürzen, in 1 cm dicke Scheiben schneiden und kurz in wenig Butter oder Ghee braten.

Dieses Rezept ist besonders günstig, wenn es neben einem Qi-Mangel auch Anzeichen für Feuchtigkeit gibt, so zum Beispiel ungeformte oder weiche Stühle.

Quinoa mit Beerenobst

	2 Portionen
1 Tasse	Quinoa
1 Tasse	Wasser
1 Tasse	Reismilch
	etwas Zimt
	Vollrohrzucker oder Honig nach Geschmack
1 Prise	Salz
	frisches Beerenobst oder Beerenmarmelade
einige	grob gehackt Mandeln

Die Quinoa mit heißem Wasser spülen und in Wasser und Reismilch etwa 15 Minuten bei schwacher Hitze und zugedeckt kochen lassen. Die Platte oder Flamme ausschalten und das Getreide zugedeckt weitere 5 Minuten dämpfen lassen, ohne dabei umzurühren. Dann Salz und Zucker unterrühren und mit den Beeren und den gehackten Mandeln servieren.

Quinoa ist ein Getreide, das das Yang unterstützt. Zusammen mit einer Extraportion Zimt und Walnüssen oder Pinienkernen statt der Mandeln eignet sich dieses Gericht deshalb durchaus auch bei Kälte und Schwäche des Yang. Wie jedes andere Getreide ist Quinoa allerdings auch bei einem reinen Qi-Mangel sehr nützlich.

Hirseauflauf mit Äpfeln

	4 Portionen
150 g	Hirse
300 ml	Wasser
3	Äpfel, in kleine Stücke oder Scheibchen geschnitten
etwas	Zitronenschale, gerieben
1 ½ EL	Zitronensaft
2	Eier
100 g	Ricotta oder Topfen
1 EL	Honig
	Ghee
	Salz

Die Hirse waschen, mit etwas Ghee in einem Topf wärmen, bis sie duftet. Dann die Flüssigkeit aufgießen, kurz aufkochen und bei kleinster Hitze 20 Minuten zugedeckt köcheln lassen, ohne umzurühren. Vom Herd nehmen und das Getreide weitere 5-10 Minuten zugedeckt dämpfen lassen. Die Eier trennen und die Eiklar zu Schnee schlagen. Die etwas ausgekühlte Hirse mit allen anderen Zutaten außer dem Eischnee verrühren, eventuell 1-2 EL Wasser zugeben (vor allem falls man am Vortag gekochte Hirse verwendet, denn die ist etwas trockener), zum Schluss die zu Schnee geschlagenen Eiklar locker darunter heben. Die

Masse in eine gebutterte, feuerfeste Form geben und bei 170°C für 25 Minuten im Rohr bräunen lassen.

Ein Hirseauflauf schmeckt sowohl süß als auch salzig sehr gut. Das einzige Problem ist, dass die Hirse dazu neigt, trocken zu werden. In diesem Rezept mischen wir deshalb die Ricotta dazu. Ist das Milz-Qi sehr schwach oder bei einer Laktoseintoleranz, kann auf die Ricotta und auch auf den Honig verzichtet werden, da beide nach TCM-Kriterien befeuchtend wirken. Will man umgekehrt stärker befeuchten, so kann die Hirse in Milch statt in Wasser gekocht werden.

Schnelle Haferflocken mit Äpfeln und Kastanien

	2 Portionen
1 Tasse	grobe Haferflocken
1 Tasse	Wasser
1	Apfel, in Scheibchen geschnitten
1 Handvoll	Rosinen
1 Handvoll	gekochte oder gebratene Kastanien
	Zimt
	Vollrohrzucker
	Butter oder Ghee
	Salz

Die Haferflocken mit etwas Butter oder Ghee anwärmen, dann das Wasser aufgießen, alle anderen Zutaten dazugeben und auf kleinster Flamme 5-10 Minuten lang zugedeckt köcheln lassen.

Dies ist eines der schnellsten Frühstücksrezepte, die man sich vorstellen kann, und es schmeckt doch immer wieder lecker. Die Kastanien sind wunderbare Qi-Tonika und festigen die Kraft der Niere.

Müsli mit Apfel

	2 Portionen
1 Tasse	Müsli (ungesüßte Mischung aus Haferflocken, Haselnüssen, Schokoladestückchen, Trockenfrüchten etc.)
1	Apfel
1 TL	Butter
1/2 Tasse	Wasser
	Salz

Die Butter in einem kleinen Topf schmelzen, den Apfel in kleine Würfel schneiden und in der Butter zugedeckt sanft dünsten. Nach wenigen Minuten das Müsli dazugeben, kurz umrühren und mit wenig Wasser aufgießen. Den Deckel auf den Topf legen und auf kleiner Flamme 3-4 Minuten lang mehr quellen als kochen.

Ein Blitzfrühstück, wenn man sonst nichts zuhause hat. Alle Müslimischungen können herhalten, allerdings sollte man darauf achten, dass sie nicht zu viel Zucker enthalten.

Gebratener Reis mit Codonopsis

	2 Portionen
15 g	Codonopsis
100 g	Reis, z.B. Vollkorn Thai-Reis
200 ml	Wasser
1 cm	frischer Ingwer
1 EL	Ghee oder Butter
1 EL	Pinienkerne
1 Handvoll	Rosinen
etwas	Zitronenschale
	Salz

Das Codonopsis waschen und in kleine Stücke schneiden, dann den Reis zusammen mit dem Codonopsis kochen, bis das Kochwasser vollständig vom Reis aufgenommen worden ist. In einer kleinen Pfanne den in feine Stifte geschnittenen Ingwer in wenig Butter oder Ghee anbraten, dann die Pinienkerne und die eingeweichten Rosinen dazugeben und schließlich den Reis. Mit einer Prise Salz und der Zitronenschale abschmecken. Das Codonopsis kann ruhig mitgegessen werden, will man das nicht, so sollte man die Stücke etwas größer lassen und nach dem Kochen entfernen.

Wenn der Reis für mehrere Tage im Voraus gekocht wird, ist auch dieses ein sehr schnelles Frühstücksgericht. Die Milz freut sich darüber.

Basmatireis mit Mandeln und Rosinen

	4 Portionen
300 g	Basmatireis
2 EL	Ghee oder Butter
50 g	Mandeln, geschält und in Blättchen geschnitten
3	Kardamomkapseln, aufgeschlitzt
4	Gewürznelken
1	kleine oder halbe Zimtstange
1 Prise	Safranfäden
50 g	Rosinen
1 TL	Zitronensaft
	Salz

Den Reis waschen und, falls Zeit dafür bleibt, eine Stunde lang in kaltem Wasser einweichen. Das Ghee in einem Topf erhitzen, die Mandeln und alle Gewürze außer dem Safran kurz anbraten. Den Reis und 550 ml Wasser aufgießen und nun auch die Safranfäden zum Reis geben. Den Reis aufkochen lassen und auf kleinster Flamme 15 Minuten lang kochen lassen (oder so lange, bis der Reis weich ist). Einige Minuten vor dem Ende der Kochzeit die in Wasser eingeweichten Rosinen dazu geben. Den fertigen Reis salzen und mit dem Zitronensaft abschmecken.

Basmatireis hat eine sehr wertvolle tonisierende, sanft trocknende und zugleich bewegende Wirkung. Durch die Gewürze, die

Mandeln und die Rosinen werden alle diese Wirkungen noch weiter verstärkt.

Ein Schönheitsfrühstück

1	Apfel (wenn bio auch mit Schale)
1 Handvoll	Goji-Beeren
½ Tasse	Couscous
¾ Tassen	Wasser oder Tee nach Geschmack (Gewürz- oder Kräutertee, Rooibostee etc)
	Salz
etwas	Butter oder Ghee

Den Apfel in Scheiben schneiden und in etwas Ghee sanft anbraten, dann 1-2 EL Wasser aufgießen und zugedeckt auf kleiner Flamme ein paar Minuten dünsten lassen, bis er weich ist (ganz nach Geschmack). Die Goji-Beeren dazu geben und kurz mitdünsten lassen. Den Couscous zum Apfel geben, mit dem kochendheißen Tee (etwa 1 ½ mal die Menge vom Couscous) aufgießen, zudecken und etwa 7 Minuten lang ziehen lassen. Danach mit einer Gabel auflockern, nach Geschmack süßen und servieren.

Dieses Frühstück stärkt nicht nur das Qi, sondern nährt zudem Yin und Körpersäfte. Die Kombination von Äpfeln und Goji-Beeren ist sehr schmackhaft und gilt nach der TCM auch als besonders hilfreich für einen strahlenden Teint.

Quinoa mit Pinienkernen und Kräutern

200 g	Quinoa
380 ml	Wasser
2 EL	Pinienkerne

frische Kräuter: Rosmarin, Salbei, Thymian und Basilikum
Olivenöl
Salz
schwarze Oliven (nach Belieben)

Die Quinoa gut spülen und in der trockenen Pfanne anrösten, bis sie beginnt zu duften. Dann mit dem Wasser aufgießen, zum Kochen bringen und auf kleinster Flamme 15 Minuten zugedeckt köcheln lassen. Danach vom Feuer nehmen und weitere 5-10 Minuten quellen lassen. Inzwischen die Pinienkerne in einer trockenen Pfanne anrösten, bis sie leicht Farbe annehmen. Die fertig gegarte Quinoa mit den restlichen Zutaten vermischen, mit Olivenöl und Salz abrichten und servieren.

Quinoa, Pinienkerne und die Kräuter stärken das Yang und wärmen, außerdem werden sowohl das Getreide als auch die Kerne kurz geröstet, was die wärmende und stimulierende Wirkung noch verstärkt. Ein gutes Frühstück für kalte Zeiten oder eine Beilage zu einem Fisch-, Fleisch oder Gemüsegericht.

Gebratene Polenta mit getrockneten Tomaten und Rosmarin

100 g	Instantpolentagries
400 ml	Wasser
¼ TL	Kurkuma
¼ TL	Kreuzkümmel, gemahlen
4	getrocknete Tomaten (8 Hälften, nicht in Öl eingelegt)
	Salz
	Butter oder Ghee
1	Rosmarinzweig, die Nadeln

Das Wasser mit Salz, Kurkuma, Kreuzkümmel und den gehackten Tomaten erwärmen und 1-2 Minuten kochen lassen, dann den Polentagries einstreuen und unter ständigem Rühren 2-3 Minuten köcheln lassen, bis die Polenta fest wird. Die warme Polenta in eine mit kaltem Wasser gespülte Form geben und erkalten lassen. Die fest gewordene Polenta in 1 cm dicke Scheiben schneiden. In einer Pfanne (möglichst nicht haftend) etwas Olivenöl erhitzen, die Polentascheiben hineinlegen und auf einer Seite braten. Dann mit gehacktem Rosmarin bestreuen, wenden und nochmals kurz anbraten.

Man sollte die Polenta am Vortag kochen, sie dann in den Kühlschrank stellen und sich am nächsten Morgen ein paar Scheiben davon abschneiden. Auf diese Weise braucht die Zubereitung dieses Frühstücks sehr wenig Zeit.

Sehr gut kann man die getrockneten Tomaten durch getrocknete Pilze ersetzen, nur sollte man die zuvor eine halbe Stunde in lauwarmem Wasser einweichen.

Buchweizenpfannkuchen

	4 Portionen
300 g	Buchweizenmehl
3	Eier
450 ml	Reismilch
1-2 EL	Vollrohrzucker
etwas	Vanille (Pulver oder Extrakt)
2 Prisen	Salz
2	Bananen

Die Eier trennen und das Eiklar zu Schnee schlagen. Das Mehl mit der Milch gründlich verrühren, dann die Dotter, das Salz und die Gewürze dazu geben und nochmals rühren. Den Eischnee vorsichtig unterheben. Zum Schluss die Bananen in Scheiben schneiden und unter den Teig heben. In einer (beschichteten) Pfanne bei mittlerer Hitze mit wenig Öl oder Ghee kleine, runde Pfannkuchen braten.

Wer will, kann Zucker und Bananen weglassen und die Pfannkuchen herzhaft anrichten. Außerdem kann man die Milch oder einen Teil der Milch durch Kaffee oder Getreidekaffee ersetzen.

Dünnes Fladenbrot mit Hirse und schwarzem Sesam

150 g	Roggenmehl
100 g	Hirsemehl
100 g	Reismehl
50 g	schwarzer Sesam
¼ TL	Salz
1 TL	Backsoda
2 EL	Olivenöl

Die drei Mehlsorten mit allen anderen Zutaten außer dem Sesam vermengen und dabei lauwarmes Wasser zugeben, bis der Teig weich genug ist, um geknetet zu werden (Achtung, den Teig nicht zu weich machen!). Den Teig in Frischhaltefolie hüllen und mindestens 30 Minuten rasten lassen.

Auf einer bemehlten Arbeitsfläche den Teig dünn (ca. 2 mm) austreiben, die Oberfläche mit Sesam bestreuen, dann mit dem Nudelholz noch einmal darüber rollen. Im Rohr auf einem Backpapier bei 200 °C backen, dabei wenn gewünscht einmal kurz wenden, damit auch die Rückseite Farbe bekommt. Fleißige Bäcker werden den Fladen in Formen schneiden, bevor er in den Backofen kommt, nicht ganz so fleißige brechen ihn danach in Stücke.

Diese dünnen Fladen sind sehr viel leichter verträglich, als ein normales Brot. Ideal ist es, wenn die Getreide in einer kleinen Küchenmühle zu Mehl verarbeitet werden, weil das Mehl dann etwas gröber gemahlen werden kann, was den glykämischen Index nochmals absenkt.

Roti

300 g	volles Dinkelmehl
180 g	Kokosflocken
1 EL	Kokosfett

½ TL   Salz

Alle Zutaten in eine Schüssel geben und unter ständigem Kneten so lange warmes Wasser dazugeben, bis der Teig weich und kompakt ist. Den Teig zugedeckt eine Stunde lang rasten lassen. Dann etwa handtellergroße dünne (3-5 mm) Fladen formen und am besten in einer beschichteten Pfanne mit wenig Ghee und mittlerer Hitze auf beiden Seiten so lange anbraten, bis sie leicht Farbe annehmen. Wer mit dem Fett sparen will, kann die Fladen auch in die trockene Pfanne geben.

Diese Kokosfladen schmecken sehr gut zu einem würzigen Currygericht, aber meine Kinder lieben sie auch einfach nur mit Salzbutter oder mit Marmelade.

Yams aus dem Ofen

500 g   frische Yams-Wurzel (Dioscorea)
1 EL   Olivenöl
1 EL   Miso (am besten helles Reismiso)
1 EL   Butter
        Frühlingszwiebel

Die Yams-Wurzeln bürsten, waschen und längs halbieren. Rundherum mit Öl bepinseln und die Wurzeln mit den Schnittflächen nach unten auf ein mit Backpapier ausgelegtes Backblech legen. Bei circa 200°C im Ofen backen, bis sie weich sind und etwas Farbe bekommen (etwa 30 Minuten, Gabelprobe machen). Inzwischen Butter und Miso mit einer Gabel gut miteinander vermischen. Dann die fertig gebackenen Wurzeln mit der Schnittfläche nach oben auf einen Teller geben, mehrmals leicht einschneiden und die Butter-Ghee-Mischung darauf verteilen. Mit den gehackten Frühlingszwiebeln servieren.

Das Rezept funktioniert genauso gut mit Kartoffeln, diese werden geschält, längs halbiert und wie die Yams-Wurzeln im Rohr überbacken.

Kürbis aus dem Ofen mit Rosmarin und Orange

	4 Portionen
500 g	Speisekürbis, festes Fruchtfleisch, z.B. Butternut, Romana, Hokkaido
1 EL	Rosmarinnadeln, fein geschnitten
1-2	Knoblauchzehen
½	Orange, abgeriebene Schale
	Olivenöl
	Salz

Den Kürbis schälen und in 1 cm dicke Streifen oder Stücke schneiden, auf einem geölten Backblech oder einer feuerfesten Form verteilen. Den Knoblauch fein hacken, den Rosmarin und die geriebene Orangenschale dazu geben, mit Salz über dem Kürbis verteilen. Mit Olivenöl beträufeln, etwas vermischen und bei 200°C in das vorgeheizte Rohr schieben. Nach ca. 20 Minuten, wenn der Kürbis weich ist, herausholen (zur Probe mit einer Gabel einstechen).

Kürbis ist ein Gemüse, das das Qi stärkt. Ähnlich wie die Kartoffel kann auch der Kürbis zu Feuchtigkeit und einer leichten Qi-Stagnation im Bauch führen. Das wird hier durch die bewegenden und Feuchtigkeit ausleitenden Kräuter und Gewürze abgefangen.

Brotaufstrich mit Kichererbsen und Pistazien

1 Tasse	Pistazien, ausgelöst, nicht gesalzen
1 Tasse	Kichererbsen, gekocht
1 EL	Olivenöl
1 TL	Zitronensaft
	Salz

Pistazien und Kichererbsen mit 2-3 EL Wasser oder Kochwasser im Mixer nicht zu fein pürieren, die Pistazien sollen noch etwas körnig bleiben. Mit Öl, Zitronensaft und Salz abschmecken.

Hummus

400 g	gekochte Kichererbsen
2	Knoblauchzehen, gepresst
2 EL	Tahin (Sesampaste)
1	Zitrone, der Saft
4 EL	Olivenöl
	Kreuzkümmel
	Salz
	etwas Wasser

Die Kichererbsen 12 Stunden einweichen, in frischem Wasser aufsetzen und 45 Minuten bis 1 ½ Stunden kochen, bis sie weich sind. Es können auch bereits gekochte Kichererbsen aus dem Glas oder der Dose verwendet werden. Die gekochten Kichererbsen zusammen mit dem gepressten Knoblauch, dem Tahin, dem Zitronensaft und dem Olivenöl kurz pürieren, eventuell mit etwas Wasser verlängern, bis die Konsistenz fest cremig ist. Mit Salz abschmecken, mit etwas Olivenöl und Kreuzkümmel servieren.

Dieses Rezept ist geschmacklich und in seiner Wirkung sehr ausgeglichen. Traditionell wird es mit Fladenbrot gegessen, aber es lässt sich mit etwas Fantasie in vielen anderen Kombinationen einsetzen.

Tofu-Aufstrich

120 g	Tofu
1 EL	Zitronensaft
½ EL	Miso
80 g	schwarze Oliven (z.B. *taggiasche*)
1 EL	Kapern
1 EL	Olivenöl

Die Kapern und die Oliven fein hacken. Den Tofu einige Minuten in etwas Wasser kochen, dann abseihen und mit einer Gabel zerdrücken. Alle Zutaten miteinander vermischen.

Der Tofu ist zwar ein gutes Qi-Tonikum, allerdings mit einer kühlenden thermischen Wirkung. Da ein Qi-Mangel insbesondere dann, wenn auch das Milz-Qi betroffen ist, kühlende Nahrungsmittel nicht so gut verträgt, sollte der Tofu immer mit wärmenden Zutaten kombiniert werden, wie in diesem Rezept mit dem Miso und den Kapern. Man könnte die wärmende Wirkung durch Pfeffer, Chili oder weitere wärmende Kräuter und Gewürze noch verstärken.

Tofu sollte vor dem Verzehr immer einige Minuten lang gekocht werden, er ist dann leichter verträglich.

Bratkastanien

1 kg Esskastanien

Am besten man lässt die Kastanien erst eine Stunde in Wasser einweichen, ritzt die Schale dann auf einer Seite quer ein, verteilt die Kastanien auf einem Backblech und brät sie im 200°C heißen Rohr für circa 20 Minuten. Anschließend wickelt man sie noch heiß in ein feuchtes Küchentuch, lässt sie 5 Minuten dampfen und knetet sie dann mitsamt dem Tuch, wobei die Schalen knacken sollen. Darauf geht es sofort ans Schälen, denn das gelingt bei heißen Kastanien am leichtesten. Die fertig geschälten Kastanien können gegessen, zum Kochen verwendet oder – wenn sie denn übrig bleiben - als Vorrat eingefroren werden.

Große Mahlzeiten

Tagliatelle mit Tofu und Basilikum

	4 Portionen
400 g	Tagliatelle (Bandnudeln)
300 g	Tofu
2 Bund	Basilikum
50 g	Mandeln
1	kleine Knoblauchzehe
50 g	Parmesankäse
½ EL	Gerstenmiso
2 EL	Sojasoße
	Olivenöl
	Salz

Für das Basilikumpesto: die Blätter vom Basilikum abzupfen, waschen und trockenschleudern. Zusammen mit der gepressten Knoblauchzehe, den gemahlenen Mandeln, Salz und 2-3 EL Olivenöl in einem Mixer oder mit dem Pürierstab zu einem schnellen Pesto mixen.

Inzwischen das Tofu einige Minuten in Wasser kochen, herausnehmen und in einer Schüssel mit einer Gabel grob zerkleinern. Das Miso und die Sojasoße unterrühren. Die Bandnudeln nach Anweisung *al dente* kochen und mit Pesto und Tofu vermischen. Der Parmesan kann ganz nach Geschmack dem Pesto zugegeben werden, auf die fertig angerichteten Nudel kommen oder auch ganz weggelassen werden.

Basilikumpesto klingt zwar nach Sommer, ist aber ein ausgezeichnetes Rezept, um das Yang zu stärken. Hier haben wir diese wärmende Wirkung etwas abgeschwächt: die neutralen Mandeln ersetzen die wärmenden Pinienkerne und der kühlende Tofu gibt dem Rezept eine gute Verankerung im Yin.

Maccheroni mit Karfiol

	4 Portionen
1	Karfiol
1	kleine Zwiebel
1	Knoblauchzehe
5	Sardellen (in Öl eingelegt)
1 EL	Kapern (in Salz eingelegt, gewaschen)
2 EL	schwarze Oliven (am besten italienische *taggiasche*)
2 EL	Rosinen
	Peperoncino
400 g	*maccheroni*, italienische Nudeln aus Hartweizen
	Olivenöl
	Salz

Den Karfiol in kleine Röschen zerteilen und waschen. Zwiebel und Knoblauch hacken und in etwas Olivenöl anschwitzen. Die Sardellen, den Peperoncino, die grob gehackten Kapern und Oliven, sowie die kurz in Wasser eingeweichten Rosinen dazugeben und kurz zusammen braten. Dann den Karfiol in die Pfanne geben, gut verrühren und mit 2 EL Wasser aufgießen. Zugedeckt bei mittlerer Hitze dünsten, bis der Karfiol weich ist (er sollte nicht völlig zerkochen). In den letzten Minuten den Deckel abnehmen, um die restliche Flüssigkeit verdampfen zu lassen. Mit Salz abschmecken. Inzwischen die Nudeln in viel Wasser *al dente* kochen, abseihen und mit etwas Olivenöl, dem Karfiol und (nach Geschmack) geriebenem Parmesankäse anrichten.

Gerstensalat mit Feta

	4 Portionen
150 g	Perlgerste
1 Handvoll	gekochte Strauchbohnen
200 g	Cocktailtomaten
1	Karotte
	schwarze Oliven
100 g	Feta
	Basilikum
	Kurkuma
	Koriander (Pulver)
	Salz
4 EL	Olivenöl
1 EL	Zitronensaft

Die Gerste 2 Stunden in der dreifachen Menge kaltem Wasser einweichen, anschließend im Einweichwasser mit etwas Kurkuma, Koriander und Salz kochen. Bis sie weich ist dauert es ca. 30-50 Minuten, je nach Sorte. Inzwischen die gekochten Bohnen in Stücke schneiden. Den Tofu und die Tomaten würfeln und auch die Karotten sehr fein schneiden. Sobald die Gerste weich ist, alle Zutaten miteinander vermischen und mit der Marinade aus Salz, Öl und Zitronensaft abschmecken. Vor dem Essen etwas rasten lassen.

Die Gerste ist ein sehr gutes Sommergetreide und in diesem erfrischenden Salat ein perfektes Essen für ein Picknick im Freien. befeuchtende und trocknende Zutaten halten sich in diesem Rezept sehr schön die Waage.

Quinoa-Taboulé

	2-4 Portionen
100 g	Quinoa
½ Bund	Petersilie

etwas	frische Minze
3-4	Tomaten
3	Frühlingszwiebeln
1	Limette, der Saft
	Olivenöl
	Salz

Die Quinoa gut spülen und in der doppelten Menge Wasser auf kleinster Hitze 15 Minuten garen, anschließend noch 5-10 Minuten lang zugedeckt ziehen lassen. Minze und Petersilie hacken, die Zwiebel sehr klein schneiden. Alle drei Zutaten mit dem Limettensaft vermischen und ziehen lassen. Inzwischen die Tomaten häuten (Haut einschneiden, kurz in kochendes Wasser geben und die Haut abziehen), entkernen und fein würfeln. Die ausgekühlte Quinoa mit allen anderen Zutaten verrühren.

Natürlich schmeckt das Taboulé auch ganz klassisch mit Couscous oder Bulgur gut, aber die Yang stärkende Quinoa ergibt ein etwas stärker tonisierendes Gericht. Nach Geschmack können auch eine Gurke oder ein Gemüsepaprika mit ins Rezept.

Sommerrollen

	8 Rollen
100 g	feine chinesische Reisnudeln
8 Stück	große runde Reispapierblätter
1-2	Karotten
	Koriander (Pulver)
8	kleine Garnelen, gekocht
etwas	grüner Salat
	Petersilie oder Minze
3 EL	Sojasoße
1 cm	frischer Ingwer
1	Knoblauchzehe

Die Karotten in feine Stifte schneiden, mit etwas Salz, Koriander und Olivenöl vermischen und rasten lassen. Für einen einfachen Dip den

Knoblauch und den Ingwer sehr fein hacken und mit der Sojasoße vermischen.

Die Reisnudeln in eine Schüssel geben, mit kochendem Wasser aufgießen und einige Minuten ziehen lassen, bis sie weich sind (oder nach den Packungsangaben zubereiten). Anschließend die Nudeln gut ausdrücken, um so viel Wasser wie möglich zu entfernen. Die Reisblätter einzeln in heißes Wasser legen, bis sie weich sind (bei sehr heißem Wasser genügen einige Sekunden) und auf ein sauberes Geschirrtuch legen. Die Füllung (Reisnudeln, Karotten, Garnelen, Salat und Kräuter) quer auf die untere Hälfte des Reisblattes legen, das Reisblatt erst von unten her eng um die Füllung wickeln, dann beide Seiten darüber klappen und schließlich die Rolle bis oben hin aufrollen. Die Sommerrollen in der Mitte halbieren und mit dem Dip servieren.

Auch dies ist ein Rezept für den Sommer und es kann ganz nach Bedarf durch weitere kühlende oder rohe Zutaten ergänzt werden.

Reissalat mit Makrele

	4 Portionen
150 g	Langkornreis, auch Vollkorn
200 g	Cocktailtomaten
400 g	Makrelenfilets (unter Öl)
100 g	Rucola (Rauke)
2 EL	Zitronensaft
etwas	Zitronenschale
	Salz
	Olivenöl

Den Reis nach Packungsangabe kochen, abseihen und im Sieb mit kaltem Wasser spülen. Die Tomaten waschen und halbieren oder vierteln, die Rucola waschen und trockenschleudern. Die Makrelenfilets aus dem Öl nehmen und gut abtropfen lassen. Den ausgekühlten Reis mit Öl, Zitronensaft, Zitronenschale und Salz abschmecken und mit allen anderen Zutaten vermischen.

Ich verwende aus verschiedenen Gründen lieber Makrelen als Thunfisch. Der Geschmack ist vielleicht etwas derber, aber das kommt in diesem Rezept gut an. Einen Reissalat kann man mit sehr vielen unterschiedlichen Zutaten zubereiten, es ist immer ein ausgezeichnetes Qi-Tonikum für Sommertage.

Blumenkohl-Nocken

	3-4 Portionen
200 g	gedämpfter Blumenkohl
100 g	Brotbrösel
3 EL	geriebener Parmesan
1	Ei
20	Salbeiblätter
1	Peperoncino
2	Knoblauchzehen
	Olivenöl
	Salz

Den gedämpften Blumenkohl pürieren, mit den Bröseln, dem Käse und dem Ei verrühren und salzen. Der Teig sollte formbar sein und nicht zu weich. Den Teig mindestens 30 Minuten lang rasten lassen. Dann auf einer bemehlten Arbeitsfläche 2 cm dicke Würste formen und kleine Nocken abschneiden. Nochmals kurz nachformen und in kochendes Salzwasser geben. Wenn sie an die Oberfläche steigen können die Nocken aus dem Wasser genommen werden.

Den Salbei, den halbierten Knoblauch und den zerkleinerten Peperoncino in ausreichend Olivenöl sanft anbraten, die Nocken in dem Öl schwenken und mit den knusprig gebratenen Salbeiblättern servieren.

Das Rezept funktioniert übrigens auch mit Brokkoli wunderbar, für das Qi aber ist Blumenkohl noch besser geeignet.

Grünkernbratlinge

	4+ Portionen
200 g	Grünkern, grob geschrotet
380 ml	Gemüsebrühe
1	Lorbeerblatt
50 g	geröstete Haselnüsse, grob gemahlen
50 g	*pecorino sardo* oder ein anderer Hartkäse, fein gewürfelt
1	Karotte
1	Lauch
1	Knoblauchzehe
2	Eier
	Oregano
	Thymian
	Öl zum Braten
	Salz

Die Gemüsebrühe zum Kochen bringen, das Lorbeerblatt hinein geben und den Grünkernschrot einrühren (Achtung, es spritzt). Einmal aufkochen lassen, dann von der Flamme nehmen und zugedeckt 15 Minuten ziehen lassen. Die Karotte fein würfeln, den Lauch in feine Streifen schneiden, beides in wenig Olivenöl und anfangs unter Zugabe von 1-2 EL Wasser dünsten. Nach 5 Minuten die gepresste Knoblauchzehe dazugeben und das Gemüse ohne Deckel und bei etwas größerer Hitze trocknen und leicht bräunen lassen. Das Gemüse, die geriebenen Haselnüsse, den Käse, die Eier und die Kräuter zum gekochten Grünkern geben, vermischen und mit Salz abschmecken. Aus dem etwas feuchten Teig Bratlinge formen und in einer Pfanne in Öl auf beiden Seiten bei nicht zu größer Hitze braten, bis sie Farbe bekommen. Dazu passt sehr gut ein Salat, für das Qi zum Beispiel ein Krautsalat mit Kümmel.

Grünkern ist unreif geernteter, gerösteter Dinkel. Eine traditionelle Einschätzung seiner Wirkung gibt es in der TCM nicht, aber es wird ihm ein besonderer Bezug zum Funktionskreis Leber zugesagt. Die Kombination mit den gerösteten Haselnüssen ergibt eine tolle Wirkung auf Milz und Magen, in diesem insgesamt wohl leicht wärmenden Rezept.

Südtiroler Ronenknödel

	4+ Portionen
500 g	Rote Bete (Ronen), gekocht
6	Eier
500 g	altbackenes Weißbrot, in kleine Würfel geschnitten
1	große Zwiebel
3 EL	Mehl
3 EL	Petersilie, gehackt
	Salz
	Butter
	Parmesan (gerieben)

Die gekochten und geputzten aber nicht geschälten Ronen zusammen mit den Eiern in einem Mixer cremig rühren. In einer großen Schüssel das gewürfelte Brot mit dieser Eiermasse übergießen, das Mehl, die Petersilie und etwas Salz dazu geben und gut miteinander verrühren. Mit feuchten Händen nicht zu große Knödel formen und fest zusammenpressen. Die Knödel in kochendes Salzwasser geben und 15 Minuten lang kochen oder in einem Dämpfeinsatz 15 Minuten lang dämpfen. Am besten schmecken die Knödel mit heißer Butter und Parmesan. Ginge es hier nicht um gesunde Rezepte, so würde ich auch eine Gorgonzolasauce empfehlen. Wer es gemüsiger möchte, kann mit gedünstetem Lauch und sehr wenig Rahm eine sämige Sauce zubereiten.

Vollkornreis mit Champignon und Shiitakepilzen

	3-4 Portionen
150 g	voller Langkornreis
20 g	Shiitakepilze, getrocknet
300 g	Champignons
½	Zwiebel
1	Knoblauchzehe
	Petersilie
	Zitronenschale

Thymian
Salz
Olivenöl

Den Reis nach Packungsangabe kochen. Inzwischen die Shiitakepilze 15 Minuten lang in lauwarmem Wasser einweichen, die Champignons putzen, waschen und in feine Scheiben schneiden, Zwiebel und Knoblauch fein würfeln und in etwas Olivenöl anschwitzen. Nach ein paar Minuten die kleingeschnittenen Shiitakepilze (nur die Kappen verwenden, die Stiele bleiben hart) zu den Zwiebeln in die Pfanne geben. Nach weiteren Minuten die Champignons in die Pfanne geben und bei stärkerer Hitze braten, bis sie trocken sind. Den fertig gegarten, heißen Reis zu den Pilzen geben, mit den Gewürzen und Salz abschmecken und zusammen einige Minuten in der Pfanne braten.

Risotto mit grünen Spargeln und Astragalus

	3-4 Portionen
300 g	Risotto-Reis (z.B. Vialone nano, Carnaroli, Arborio)
500 g	grüne Spargel
1	Schalotte
50 ml	trockener Weißwein
40 g	Astragalus
1	Karotte
1 Stange	Sellerie
1	Zwiebel
	Butter
	Olivenöl
	Parmesankäse, gerieben
	Salz

Die Spargel waschen, dann den unteren, holzigen Teil abschneiden und zusammen mit Karotte, Sellerie, Zwiebel und Astragalus eine Gemüsebrühe daraus zubereiten. Wer möchte kann auch andere Zutaten und Gewürze in die Brühe geben, selbst eine leichte

Fleischbrühe eignet sich gut. Die fertige Brühe salzen und auf dem Herd warmstellen.

Die übrigen Spargel in 1 cm lange Stücke schneiden. Wer möchte, kann die Spargelspitzen getrennt dämpfen (z.B. in einem Einsatz, der über die Gemüsebrühe gehängt wird) und zum Schluss den fertig angerichteten Risotto damit dekorieren. Die Schalotte fein hacken und in etwas Ghee und Olivenöl sanft anschwitzen. Die Spargelstücke zur Schalotte geben und einige Minuten lang zusammen sanft anbraten. Dann den Reis dazugeben und nochmals einige Minuten lang unter Rühren anschwitzen, bis er leicht glasig wird. Die Hitze erhöhen und den Reis mit dem Weißwein löschen. Wenn der Weißwein verdunstet ist, mit etwas heißer Brühe aufgießen. Für die folgenden circa 15 Minuten immer wieder rühren und gerade so viel Brühe aufgießen, wie der Reis aufnehmen kann. Zum Schluss sollte der Reis noch Biss haben (*al dente*) und leicht schwappen, wenn man den Topf hin und her bewegt. Vor dem Servieren nimmt man den Topf vom Feuer, gibt einen EL Butter und etwas geriebenen Parmesan zum Risotto, deckt ihn zu und lässt ihn 2-3 Minuten lang rasten.

Die Prozedur mit dem Astragalus kann für jedes andere Risotto-Rezept verwendet werden, in dem der Reis mit einer Brühe zubereitet wird. Natürlich kann man auch Codonopsis in die Brühe geben oder eine Kombination von unterschiedlichen Küchenkräutern. Nur der Geschmack sollte stimmen.

Masoor Dal mit Kürbis

	4+ Portionen
200 g	geschälte rote Linsen
1	kleine Zwiebel
200 g	Kürbis
1	Tomate oder 3-4 Coctailtomaten
1 EL	frischer Ingwer, gerieben
1 TL	Kurkuma

1 TL	Kreuzkümmel, ganz
¼ TL	Chili, gemahlen
	Ghee
1-2 TL	Garam Masala
	Salz

Die gewaschenen Linsen in 600 ml Wasser 15 Minuten lang kochen. Unterdessen den Kreuzkümmel in etwas Ghee oder Öl anrösten bis er knackt, dann die klein geschnittene Zwiebel dazu geben und leicht goldbraun werden lassen. Den Ingwer und die anderen Gewürze dazu geben und salzen. Kurz wärmen, dann die gewürfelten Tomaten 5 Minuten mitbraten und schließlich den Kürbis. Die Linsen samt dem Kochwasser dazu schütten und weiter kochen, bis der Kürbis weich und die Linsen cremig sind. Nach Geschmack mit Kokosmilch verfeinern und mit Salz und Garam Masala abschmecken. Schmeckt wunderbar zu einem Roti aber auch zu gekochtem Reis.

Linsensalat mit Kartoffeln

	4 Portionen
100 g	Linsen (kleine festkochende Sorten)
1	Lorbeerblatt
3	gekochte Kartoffel
6	Cocktailtomaten
30 g	Parmesan oder ein anderer Hartkäse, klein gewürfelt
1 Handvoll	schwarze Oliven
1 Zweig	frische Minze
	Salz
	Olivenöl

Die Linsen mit dem Lorbeerblatt in ausreichend Wasser weich kochen, abseihen und etwas auskühlen lassen. Die gekochten Kartoffeln schälen und in mundgerechte Stücke schneiden. Für den Salat alle Zutaten mischen und mit Salz und Öl abschmecken.

Ein Linsensalat ist wunderbar, um das Blut zu nähren und gleichzeitig auch das Qi zu unterstützen. In diesem Rezept erhält das Qi durch die Kartoffeln eine zusätzliche Unterstützung.

Kartoffel-Gateau mit grünen Spargeln

	6+ Portionen
1 kg	Kartoffel
500 g	grüne Spargel
70 g	Parmesankäse, gerieben
2	Eier
	Semmelbrösel
	Petersilie
	Olivenöl
	Salz

Die Kartoffeln mit der Schale weichkochen, dann etwas auskühlen lassen, schälen und mit einer Kartoffelpresse zerdrücken. Die Spargel waschen, das holzige Ende wegschneiden und die Spargel kochen oder dämpfen. Die in 2-3 cm lange Stücke geschnittenen Spargel, den Parmesan und die Eier mit der Kartoffelmasse vermischen, nach Belieben etwas gehackte Petersilie dazugeben, salzen und pfeffern. Eine feuerfeste Form mit Öl oder Butter ausstreichen, dann mit Brotbröseln auskleiden und die Masse einfüllen und glatt streichen. Mit etwas geriebenem Parmesan und Brotbröseln abschließen und bei 160° etwas 50 Minuten lang ins Rohr. Erkaltet kann der Kartoffelkuchen gestürzt und in Stücke geschnitten werden.

Der süditalienische *gateau di patate* schmeckt sowohl warm als auch kalt. Anstelle der Spargel kann man auch andere Gemüsesorten verwenden oder- wie in den originellen Rezepten – Käse und Schinken oder Mortadella.

Quinoa mit Ofengemüse

	4 Portionen
1	Aubergine
2	Zucchini
1	rote Paprika
150 g	Quinoa
einige	Basilikumblätter
	Salz
	Olivenöl

Für das Ofengemüse die Aubergine, die Zucchini und die Gemüsepaprika in ca. 2 cm große Würfel oder Stücke schneiden, auf ein Backblech geben, mit ausreichend Salz und Olivenöl verrühren und auf dem Blech ausbreiten. Im Rohr bei 170° ca. 50 Minuten braten, dabei einmal wenden. Das Gemüse sollte zuletzt stark eingetrocknet und leicht gebräunt sein.

Die Quinoa unter fließendem Wasser spülen und mit der doppelten Menge Wasser aufkochen lassen. Zugedeckt auf kleinster Flamme köcheln lassen, nach 15 Minuten ganz ausschalten und auf der heißen Platte 10 Minuten nachziehen lassen. Die Quinoa salzen und mit dem Ofengemüse vermischen. Nach Geschmack mit Olivenöl, schwarzen Oliven und Basilikumblättern verfeinern. Schmeckt auch kalt sehr gut und eignet sich ausgezeichnet für ein Lunchpaket.

Die hier verwendeten Sommergemüse eignen sich bei einem Qi-Mangel eigentlich nicht besonders, doch im Backrohr verlieren sie an Feuchtigkeit und bräunen, wodurch sie sehr viel weniger kühlen als vorher.

Kürbisnocken

4+ Portionen
1 kg   Kürbis, geschält und geputzt
2-300g   Mehl
1   Ei oder zwei Dotter
         Muskatnuss
         Salz
10 Blätter   Salbei
         Butter

Die Qualität des Kürbisses ist bei diesem Rezept sehr wichtig. Es sollte ein Kürbis mit einem festen, nicht zu faserigen oder zu wässrigen Fruchtfleisch sein. Den Kürbis in 2 cm dicke Scheiben schneiden, ihn dämpfen bis er weich ist und dann durch eine Kartoffelpresse drücken. Falls das Kürbismus noch sehr wässrig ist, kann man es einige Minuten in einem Topf über mittlerer Hitze etwas eindicken lassen. Den etwas abgekühlten Kürbis mit dem Mehl, dem Ei, der geriebenen Muskatnuss und Salz vermischen. Dabei sollte nur so viel Mehl in den Teig, wie unbedingt nötig ist, damit dieser fest cremig wird. Zuviel Mehl überdeckt den Geschmack des Kürbisses und macht die Nocken zäh. Mit zwei Esslöffeln Nocken formen und in kochendes Salzwasser fallen lassen. Sobald die Nocken an die Oberfläche steigen kann man sie abschöpfen und mit dem in Butter gebratenen Salbei (einem Zugeständnis an den Gaumen) und geriebenem Parmesan servieren.

Auberginen mit Quinoa-Füllung

4 Portionen
2   nicht zu große Auberginen
100 g   Quinoa
50 g   reifer italienischer Schafskäse (z.B. *pecorino romano*) o.ä.
20 Blätter   Basilikum
1   Ei

Olivenöl und Salz

Die Quinoa spülen und in der doppelten Menge Wasser (200 ml) aufkochen. Die Hitze so weit wie möglich reduzieren und die Quinoa 15 Minuten köcheln lassen. Danach noch weitere 5 Minuten zugedeckt ziehen lassen.

Die Auberginen der Länge nach halbieren und das innere Fruchtfleisch mit einem Löffel herausnehmen, so dass eine 5 mm dicke Schale übrigbleibt. Die ausgehöhlten Hälften mit Salz bestreuen und mit der Öffnung nach unten auf einen Teller legen. Das Fruchtfleisch klein würfeln und in etwas Olivenöl mit etwas Salz kurz dünsten, bis es weich wird. Das Fruchtfleisch mit der Quinoa, dem geriebenen Käse, dem Ei und dem gehackten Basilikum vermischen, nach Geschmack salzen. Die ausgehöhlten Hälften ausspülen, abtrocknen und 15 Minuten in das auf 180° vorgeheizte Rohr geben, dann herausnehmen, füllen und nochmals ca. 20-25 Minuten überbacken.

Quinoa ist eigentlich kein richtiges Getreide. Es ist besonders reich an Eiweißen und anderen wichtigen Nährstoffen. Nach den Kriterien der TCM eignet sich Quinoa besonders zum Stärken des Yang, also im Winter und vor allem in Gegenden mit einem kalten Klima. Außerdem ist Quinoa eine gute Stärkung für alle, die harte körperliche Arbeit verrichten oder viel Sport betreiben. Mit dem Schafskäse und dem Basilikum besitzt dieses Rezept zwei weitere Zutaten, die wärmend wirken und das Yang unterstützen.

Hirsebällchen mit Mangold

	4 Portionen
150 g	Hirse
1	Mangold
1	Knoblauchzehe
	Zimt, Koriander und Muskatnuss, alle gemahlen
100 g	Feta

1	Ei
1 EL	Mehl
	Salz

Die Hirse heiß spülen, in der doppelten Menge Wasser ca. 20 Minuten lang gar kochen und leicht auskühlen lassen. Den gedämpften Mangold hacken, den gehackten Knoblauch kurz in einer Pfanne anbraten und den Mangold dazugeben. Würzen und mit dem gewürfelten Feta zur Hirse geben. Ei und Mehl unterrühren und mit Salz abschmecken. Bällchen oder Laibchen formen, in einer Pfanne mit etwas Öl herausbraten oder im Rohr bei 180-200° bräunen lassen.

Natürlich kann dieses Rezept auch die Form eines Auflaufs annehmen, dann erübrigt sich das Formen der Bällchen. Schmeckt auch kalt sehr gut und lässt sich sehr gut mitnehmen.

Hirselaibchen mit Curry

	4 Portionen
200 g	Hirse
1-2	Karotten
1	Zucchini
1	Lauch
1	Ei
1-2 EL	Mehl
	Curry
	Olivenöl und Salz

Die Hirse heiß spülen und in der doppelten Mengen Wasser (ca. 400 ml) 15 Minuten auf kleiner Flamme gar kochen. Zugedeckt weitere 10 Minuten ausdämpfen lassen, ohne dabei umzurühren. In einer Pfanne das in kleine Würfel oder Streifen geschnittene Gemüse mit dem Olivenöl anbraten, bis es leicht Farbe annimmt und duftet. Die Hirse, das Gemüse, das Ei, das Mehl und den Curry vermischen und mit Salz abschmecken. Leibchen formen und in einer Pfanne bei nicht zu starker Hitze beidseitig braten oder im heißen Rohr etwa 20 Minuten lang backen, bis sie Farbe bekommen.

Kichererbsenkrapfen mit Sommergemüse

	4+ Portionen
180 g	Kichererbsenmehl
240 ml	Wasser
1	Aubergine
1	rote Gemüsepaprika
1	Zucchino
1	Schalotte
	Kurkuma
	Thymian
	Salz
	Olivenöl

In einer Schüssel das Mehl mit dem Wasser vermischen, bis ein relativ dickflüssiger Teig entsteht, und ihn mindestens 3 Stunden rasten lassen.

Das Gemüse in feine Stifte schneiden und die Zwiebel fein hacken. Die Zwiebel in etwas Olivenöl leicht Farbe annehmen lassen, das restliche Gemüse dazu geben und alles zusammen einige Minuten in der Pfanne ohne Deckel braten, sodass es etwas trocknet. Mit Salz und Thymian abschmecken. Das Gemüse in den Teig rühren, salzen und mit ½ TL Kurkuma abschmecken. Mit einem Löffel kleine Mengen in einer Pfanne in wenig Olivenöl und bei mittlerer Hitze auf beiden Seiten braun braten. Schmeckt auch kalt sehr gut.

Kürbisauflauf

	4-6 Portionen
700 g	Kürbis
1	Mozzarella (ca. 250 g)
etwas	Parmesan
400 g	Rindsfaschiertes
½	Zwiebel
1 cm	frischer Ingwer
1	Knoblauchzehe
400 ml	passierte Tomaten
	Rosmarin
	Oregano
	Olivenöl
	Salz

Den Kürbis in 2 mm dünne Scheiben schneiden, einsalzen und in einem Sieb mindestens eine Stunde lang ziehen lassen. Zwiebel, Knoblauch und Ingwer klein schneiden und in etwas Öl anbraten. Das Fleisch dazugeben und scharf anbraten, salzen, mit den Kräutern würzen, mit der Tomatensoße aufgießen und 30 Minuten lang köcheln lassen. Die Kürbisscheiben spülen und abtrocknen. Eine feuerfeste Form mit Öl ausstreichen, eine Schicht Kürbisscheiben auf dem Boden der Form verteilen, dann eine Schicht von der Fleischsoße darüber geben, ein wenig gewürfelte Mozzarella und nach Geschmack auch etwas Parmesan darüber verteilen. Auf diese Weise noch weitere 2-3 Schichten in die Form geben, dann alles zusammen bei 180 Grad ins Backrohr und zwar 40 Minuten zugedeckt und weitere 15-20 Minuten offen, bis sich eine leichte Kruste bildet.

Dieses Gericht gibt einem schon beim Hinsehen Kraft. Ich esse es gerne auch kalt und wie alle Rezepte dieser Art kann man es gar nicht zu oft aufwärmen. Für das Gelingen ist wichtig, dass der Kürbis kein zu wässriges Fleisch hat, bzw. dass man die Scheiben lange genug mit dem Salz rasten lässt.

Tofu in Pistazienkruste

	4 Portionen
3 EL	Sesamöl
2 EL	Sojasoße
½	Zitrone, der Saft und die Schale
400 g	Tofu (fest)
	Rosmarin
100 g	Pistazien, geschält, nicht gesalzen
30 g	Brotbrösel
	Salz

Den Tofu in circa 3 mm dicke Scheiben schneiden und in Öl, Sojasoße und Zitronensaft 1-2 Stunden marinieren lassen, dabei einmal wenden. Die Pistazien hacken, mit der geriebenen Zitronenschale, dem fein gehackten Rosmarin und den Semmelbröseln vermischen und den feuchten Tofu in der Mischung wenden. Auf ein mit Backpapier ausgelegtes Backblech legen, die überschüssige Panade darüber verteilen und im Rohr bei 180°C backen, bis die Panade Farbe annimmt (circa 20 Minuten). Dieser Tofu schmeckt sehr gut zu einem fruchtigen Salat oder gekochtem Gemüse.

Tofu stärkt das Qi, auch wenn seine Wirkung insgesamt kühlend ausfällt. Die Kombination mit Pistazien und Rosmarin macht diese kühlende Wirkung wett. Wer das nicht möchte, kann sie zum Beispiel durch Mandeln und Salbei ersetzen.

Tofu mit Gemüse

	4 Portionen
400 g	festen Tofu
1	rote Gemüsepaprika
1	Zucchino
200 g	Cocktailtomaten
200 ml	Kokosmilch

	Kokosfett
1	Knoblauchzehe
2 cm	frischer Ingwer
1 TL	Curry oder Masala (nach Geschmack scharf oder mild)

Knoblauch und Ingwer sehr klein schneiden und in etwas Kokosfett anbraten, dann das Curry oder Masala dazu geben. Die in mundgerechte Stücke geschnittenen Gemüse (außer den Tomaten) in die Pfanne geben und falls nötig unter Zugabe von 1-2 EL Wasser zugedeckt einige Minuten dünsten. Nun auch den gewürfelten Tofu und die halbierten Tomaten dazu geben und kurz mitbraten. Zuletzt mit der Kokosmilch aufgießen und kurz etwas einkochen lassen. Mit Salz und Curry oder Masala abschmecken und mit einem Basmatireis servieren.

Tofu ist ein sehr gutes Beispiel dafür, dass auch kühlende und Yin nährende Nahrungsmittel das Qi stärken können. In diesem Rezept behält der Tofu seinen eigenen, delikaten Geschmack, der mit den anderen Zutaten wunderbar harmoniert.

Eintopf mit Huhn und Codonopsis

	4 Portionen
1	Hühnerbrust oder ein ganzes Huhn in Teile zerlegt
1-2	Karotten
1	Stangensellerie
1	Zwiebel
½ Glas	Weißwein
3	Tomaten (frisch oder aus der Dose)
	Rosmarin
	Salbei
40 g	Codonopsis
	Olivenöl
	Salz

Das Huhn oder die Hühnerbrust in Stücke schneiden und mit dem Weißwein, etwas Olivenöl, dem Rosmarin und dem Salbei im

Kühlschrank 2-3 Stunden lang marinieren. Zwiebel, Karotten und Sellerie fein würfeln und in etwas Olivenöl anschwitzen. Die Hitze erhöhen und das gut abgetropfte Huhn dazu geben, um es von allen Seiten gut anzubraten. Dann die geschälten und in Stücke geschnittenen Tomaten, das Codonopsis und die Marinade in den Topf geben und zugedeckt bei kleiner Hitze 1 bis 1 ½ Stunden köcheln lassen. Falls nötig kann man während der Kochzeit nochmals etwas Flüssigkeit zugeben.

Wie in diesem klassischen Eintopf kann man Codonopsis oder andere Qi-Tonika auch in jedem anderen Eintopf verwenden. Je nach Belieben kann man das Küchenkraut nachher mitessen oder muss es eben vor dem Servieren aus dem Topf fischen.

Huhn mit Mandeln

	4 Portionen
400 g	Hühnerbrust
	Mehl
100 g	geschälte Mandeln
2 cm	frischer Ingwer
1	kleine Zwiebel
1	Knoblauchzehe
1 EL	Reiswein (oder Sherry)
4 EL	Sojasoße
etwas	Hühnerbrühe (auch Gemüsebrühe)
	Öl zum Braten

Die Mandeln in einer trockenen Pfanne oder im Rohr rösten, bis sie auf beiden Seiten leicht gebräunt sind. Das Fleisch in mundgerechte Stücke schneiden, mit Mehl bestäuben und das überschüssige Mehl entfernen. Zwiebel und Knoblauch fein und den Ingwer sehr fein würfeln, alle drei mit etwas Öl in einer Pfanne oder einem Wok anbraten, dann das Fleisch dazu geben und von allen Seiten anbraten. Mit Reiswein und Sojasoße aufgießen, die Mandeln unterrühren und dann nochmals mit etwas Brühe aufgießen. Für etwa fünf Minuten kochen und leicht eindicken lassen, dann mit Reis servieren.

Dieses chinesische Rezept ist schnell und einfach zubereitet. Die Kombination von Huhn und Mandeln ergibt eine stark tonisierende Wirkung für das Qi. Insgesamt hat das Rezept eine leicht wärmende Wirkung.

Faschierte Laibchen mit Kürbis

	4 Portionen
400 g	faschiertes Rind- oder Kalbfleisch
400 g	Kürbis
1	Ei
2-3 EL	Semmelbrösel
	Kreuzkümmel
	Koriandersamen, gemahlen
	Chili
	Rosmarin
	Salz

Den Kürbis waschen, in handliche Stücke schneiden, die Kerne entfernen und die Stücke im Rohr bei 180° backen, bis er weich ist. Den fertigen Kürbis schälen und mit einem Stabmixer pürieren. Das Fleisch, das Kürbispüree und alle anderen Zutaten vermischen und gut miteinander verkneten. Kleine Laibchen formen und nach Belieben in etwas Semmelbrösel wenden. In wenig Öl oder Ghee beidseitig braten und mit Beilagen servieren.

Reisnudeln mit Huhn

	4 Portionen
300 g	feine Reisnudeln
200 g	Hühnerbrust
etwas	Mehl
200 g	Sojasprossen
1	Knoblauchzehe
2 cm	frischer Ingwer
2	Karotten
1	Zucchini
	Sojasoße
	Curry
	Ghee oder Öl
1 TL	dunkles Sesamöl
	Salz

Das Hühnerfleisch in feine Scheibchen oder Streifen schneiden, bemehlen und in etwas Ghee in einer Pfanne anbraten. Aus der Pfanne nehmen und beiseite stellen. In der sauberen Pfanne die klein gehackten Knoblauch und Ingwer in etwas Ghee hell anbraten, dann die in Stifte geschnittenen Gemüse (Karotte und Zucchini) dazugeben und erst zugedeckt, dann ohne Deckel bissfest dünsten. Inzwischen die Reisnudeln nach Packungsangabe zubereiten, meist mit heißem oder kochendem Wasser übergießen und einige Minuten ziehen lassen, dann abseihen und das überschüssige Wasser gut ausdrücken. Die Sojasprossen zum Gemüse in die Pfanne geben und schließlich auch die Reisnudeln und das Fleisch unterrühren. Alles zusammen mit Curry, Sojasoße und Sesamöl abschmecken, eventuell noch etwas salzen und einige Minuten zusammen wärmen.

Reisnudeln sind eine gute Alternative zu den Nudeln aus Weizen oder Hartweizen, da Reis für eine angeschlagene Verdauung sehr viel leichter verträglich ist. Die Glasnudeln aus Mungbohnen haben eine stärker kühlende Wirkung und sind bei einem Qi-Mangel deshalb meist nicht die erste Wahl.

Wirsingwickel mit Hirse und Fleisch

          4 Portionen
      8   große Wirsingblätter
   120 g Hirse
   200 g faschiertes Schweine- oder Kalbfleisch
      1   Ei
          Koriander, Zimt, Muskatnuss, alle gemahlen
      1   Knoblauchzehe
   400 ml Tomatensauce
          Olivenöl und Salz

Die Wirsingblätter kurz blanchieren. Die Hirse mit heißem Wasser spülen und in der doppelten Menge Wasser aufkochen, dann auf kleinster Flamme 15 Minuten zugedeckt köcheln lassen und anschließend weitere 15 Minuten ziehen lassen.

Das Fleisch mit der Hirse, dem Ei und den Gewürzen vermischen und salzen. Den dicken Strunk der Wirsingblätter herausschneiden, zwei EL der Masse auf jedes Blatt geben, das Blatt zu einem Päckchen verschließen und mit einem Küchengarn zusammenbinden. In einer Pfanne eine halbierte Knoblauchzehe in etwas Olivenöl anbraten, die pürierten Tomaten dazugeben, salzen, die Wirsingwickel auf die Soße legen und bei schwacher bis mittlerer Hitze ca. 10 Minuten auf jeder Seite zugedeckt dünsten lassen.

Dieses Rezept nährt und stärkt neben Qi und Blut auch das Yin, vor allem wenn für die Füllung Schweinefleisch verwendet wird.

Cous-cous mit Fisch

           4 Portionen
ca. 800 g Fisch und Meeresfrüchte: Fischfilets, Garnelen, Venus-
           muscheln, Miesmuscheln, Kalmare und Tintenfische;
           eventuell auch tiefgekühlt und aufgetaut
       1   kleine Schalotte

1-2	Knoblauchzehen
	Olivenöl
200 ml	passierte Tomaten
1 Glas	Weißwein
250 g	Couscous
	Petersilie zum Servieren

Zwiebel und Knoblauch kleinschneiden und in etwas Olivenöl anbraten, dann Fisch und Meeresfrüchte dazugeben und kurz mitbraten lassen. Mit dem Weißwein löschen, kurz verdampfen lassen und dann die Tomaten zum Fisch geben. Circa 10-15 Minuten zugedeckt kochen lassen und mit Salz abschmecken. So viel Wasser zugeben, dass die Flüssigkeit etwas mehr als 250 ml beträgt. Inzwischen den Couscous in einem kleinen Topf kurz in etwas Olivenöl wärmen und nach Packungsangabe mit der kochenden Flüssigkeit vom Fisch aufgießen (meist dasselbe Volumen vom Couscous, also bei 250 g auch 250 ml). Zudecken und 7 Minuten oder nach Angaben auf der Packung ziehen lassen. Den Couscous mit einer Gabel auflockern, auf einen Servierteller geben und den Fisch mit der restlichen Flüssigkeit darüber verteilen. Mit Petersilie garnieren.

Die Kombination von Fisch und Meeresfrüchten bringt nicht nur geschmacklich viel, auch von der Wirkung her unterstützt dieses Rezept Qi, Blut, Yin und Yang, ist also ebenso wertvoll wie ausgeglichen. Will man das Hauptaugenmerk auf die Tonisierung des Qi richten, so wird man mehr Fischfilets verwenden und die Meeresfrüchte reduzieren.

Süßes

Energiekekse

150 g	feine Haferflocken
150 g	Dinkelvollmehl (am besten frisch gemahlen)
70 g	Reissirup oder Honig
70 g	Vollrohrzucker
2 TL	Backpulver
1 TL	Natron
2 Prisen	Salz
50 ml	geschmacksneutrales Öl
5	große Datteln, in kleine Stücke geschnitten
1 Handvoll	Gojibeeren
2 EL	Zitronensaft
2 cm	frischer Ingwer, gerieben

Die trockenen Zutaten (Flocken, Mehl, Zucker, Backpulver, Natron und Salz) in einer Schüssel vermischen und die restlichen Zutaten in einer zweiten Schüssel verrühren. Die beiden Mischungen zusammenrühren, nach Bedarf sehr wenig Wasser zugeben, bis der Teig feucht genug ist, um zusammenzuhalten. Kleine Laibchen formen (die Hände anfeuchten macht es leichter) und auf ein mit Backpapier belegtes Blech verteilen. Noch besser geht es, wenn man die Kekse mit einem Eisportionierer formt. Dabei den Portionierer so anfüllen, dass halbkugelförmige Kekse entstehen und diese dann auf das Backblech legen. Bei 170° in den vorgeheizten Ofen geben, bis die Kekse leicht zu bräunen beginnen (ca. 10 Minuten).

Amaranthkekse

200 g	Amaranthmehl
200 g	Dinkelvollmehl (am besten frisch gemahlen)
50 g	gepoppter Amaranth
130 g	Vollrohrzucker
150 g	Butter
2	Eier
100 g	Kochschokolade
1 EL	Zitronensaft
½	Zitrone, die abgeriebene Schale
	Salz

Die zwei Sorten Mehl, das gepoppte Amaranth, das Salz und den Zucker in einer Schüssel vermischen. Butter und Eier dazugeben und zügig verkneten, Saft und Schale der Zitronen sowie die in kleinere Stücke gehackte Schokolade unterkneten. Falls der Teig zu trocken und bröselig ist, noch vorsichtig etwas Flüssigkeit dazu geben (Milch oder auch einfach nur Wasser). In eine Frischhaltefolie wickeln und 2 Stunden im Kühlschrank rasten lassen. Danach auf einer bemehlten Arbeitsfläche 1 cm dick ausrollen und Kekse ausstechen oder Würste formen und Scheiben abschneiden. Auf ein mit Backpapier ausgelegtes Blech auslegen und bei 180° im vorgeheizten Rohr backen, bis sie braun werden (ca. 10 Minuten).

Hafer-Kokoskekse

150 g	volles Dinkelmehl
70 g	Haferflocken
50 g	Vollrohrzucker
130 g	Kokosflocken
70 g	Bitterschokolade
1 TL	Backpulver
etwas	Zitronensaft

1 Prise	Salz
50 g	Butter
100 ml	Reismilch

Die Haferflocken, die Kokosflocken, das Mehl, die grob gehackte Schokolade, das Salz und das Backpulver in einer Schüssel vermischen. Die Butter schmelzen und den Zucker damit verrühren. Die trockenen Zutaten mit etwas Zitronensaft und dem Buttergemisch verrühren, dann vorsichtig Reismilch dazugeben, bis ein formbarer Teig entsteht. Runde, flache Kekse formen und auf einem Backpapier bei 180°C ins vorgeheizte Rohr geben, bis die Kekse Farbe annehmen (etwa 15-20 Minuten).

Tsampa-Bällchen

100 g	Tsampa (Mehl aus gerösteter Gerste)
4-5	Datteln
1 Handvoll	Rosinen
1 EL	Zitronensaft
1 TL	Butter
1 EL	Honig
100 g	Pinienkerne und Kürbiskerne, grob gehackt
ca. 50 ml	heißer Tee
½ TL	Zimt
1 Prise	Salz

Datteln und Rosinen klein hacken, mit Tsampa, Butter, flüssigem Honig und allen anderen trockenen Zutaten vermischen. Dann den heißen Schwarztee unterrühren (dabei schmilzt die Butter), bis die Konsistenz stimmt und man Kugeln formen kann.

Tsampa stammt aus Tibet und wird aus Gerste hergestellt. Es gibt herrliches Gerstentsampa zu kaufen, aber der Preis ist meist nicht ohne. Tsampa selbst herzustellen ist nicht so aufwändig und ich möchte zwei unterschiedliche Methoden beschreiben.

Methode 1: eine beliebige Menge keimfähige Gerste (Nacktgerste) eine Nacht lang in Wasser einweichen, dann das Wasser abschütten und die Gerste feucht aber nicht nass weitere 8 Stunden ruhen lassen. Daraufhin die Gerste in mehreren Portionen in einer Pfanne rösten, bis sie leicht Farbe annimmt und beginnt zu duften. Die Gerste auskühlen lassen und in einer Haushaltsmühle oder einer Kaffeemühle zu Mehl mahlen.

Methode 2: eine beliebige Menge Gerste (Nackt- oder Rollgerste) auf einem Ofenblech verteilen (die Schicht sollte nicht höher sein als 1 cm) und sie circa 90 Minuten lang bei 100-110°C im Rohr rösten. Die Gerste sollte zu duften beginnen und leicht Farbe annehmen, aber nicht zu dunkel werden. Die Gerste anschließend auskühlen lassen und mahlen. Experimentierfreudigen Lesern empfehle ich auch einen Tsampa-Versuch mit Hafer.

Die Mischung für die Tsampabällchen kann (mit Ausnahme von Butter und Zitronensaft) im Voraus hergerichtet werden und dann mit jeder beliebigen Flüssigkeit angerührt werden.

Klebreisknödel mit Nussfüllung

200 g	Klebreismehl
ca. 100 ml	Wasser
1 EL	Feinstzucker
50 g	geröstete Haselnüsse
50 g	Rosinen
1 EL	Tahin
1 EL	Honig
	Kokosraspeln

Das Mehl vorsichtig mit dem Wasser vermengen und mit dem feinen Zucker verkneten, der Teig darf nicht an den Händen kleben. Haselnüsse und Rosinen fein hacken und mit Tahin und Honig verrühren. Aus dem Teig kleine, mit der Nussfüllung gefüllte Knödel formen. Die

Knödel sollten einen Durchmesser von 3-4 cm haben und der Teig rundherum geschlossen sein, damit kein Wasser in das Innere gelangt. Die Knödel in kochendes Wasser geben und circa 5 Minuten lang kochen. Sie sind gar, wenn sie an die Wasseroberfläche steigen. Die Knödel aus dem Wasser nehmen und in Kokosraspeln wälzen.

Klebreis ist ein sehr gutes Tonikum für das Lungen-Qi.

Kürbiskuchen mit Mandeln

150 g	Dinkelvollmehl (am besten frisch gemahlen)
100 g	Mandeln, geschält
300 g	Kürbis, bereits geschält
120 g	Vollrohrzucker
100 ml	Öl
2	Eier
1	Bio-Orange, die Schale
	Zimt
1 TL	Backpulver
	Salz

Den Kürbis schälen und putzen, in Stücke schneiden und dämpfen. Den ausgekühlten Kürbis mit einer Kartoffelpresse zu einem Mus verarbeiten. Die geschälten Mandeln in einer trockenen Pfanne rösten, bis sie etwas Farbe annehmen und duften. Auskühlen lassen und sehr fein hacken (nicht zu Mehl mahlen). Eier, Zucker, Orangenschale, eine Prise Salz und Öl gut miteinander verquirlen, dann den Kürbis und die Mandeln dazu geben und wiederum verrühren. Mehl, Backpulver und Zimt miteinander verrühren und zu den feuchten Zutaten geben. Kurz verrühren und in eine gebutterte und bemehlte oder mit Backpapier ausgelegte Form geben. Im vorgeheizten Ofen bei circa 170° backen, bis der Kuchen innen fest ist (Zahnstocherprobe, etwa nach 35 Minuten).

Apfelkuchen mit Kichererbsenmehl

100 g	Dinkelmehl
70 g	Kichererbsenmehl
50 g	Mandeln, fein gemahlen
80 g	Vollrohrzucker
3 EL	Öl
3	Eier
125 g	Naturjoghurt
2	Äpfel
1	Bio-Zitrone, die Schale
etwas	Vanille, Pulver oder Extrakt
1 TL	Backpulver
	Salz

Die Äpfel schälen und in 3 mm dicke Scheiben schneiden. Die Eier trennen, das Eiweiß zu Schnee schlagen. Zucker, Dotter, Öl und Joghurt in einer Küchenmaschine einige Minuten lang sehr gut miteinander verrühren. Dann die geriebene Zitronenschale, die vermischten Mehle und das Backpulver dazu rühren. Zum Schluss den Eischnee unterheben, die Äpfel in den Teig geben und den Teig in eine gebutterte und bemehlte oder mit Backpapier ausgelegte runde Springform geben. Im vorgeheizten Ofen bei circa 180° backen, bis der Kuchen innen fest ist (Zahnstocherprobe, etwa nach 35 Minuten).

Karotten-Mandelkuchen mit Jujuben

450 g	Karotten
5	Eier
50 g	Mehl
200 g	Mandeln, geschält
100 g	Vollrohrzucker
1 TL	Backpulver
½	Bio-Zitrone, die Schale
15 Stück	Jujuben (da zao)

1 Prise   Salz
           Staubzucker

Die Karotten putzen und fein raspeln, dann den Saft etwas ausdrücken. Die Mandeln fein mahlen. Die Jujuben eine Stunde in etwas Wasser einweichen, dann entkernen und in kleinere Stücke schneiden. Die Eidotter mit dem Zucker schaumig rühren, dann nach und nach die anderen Zutaten unterrühren und zum Schluss die zu Schnee geschlagenen Eiklar vorsichtig unterheben. In eine gebutterte und bemehlte oder mit Backpapier ausgelegte Form geben und im vorgeheizten Rohr bei 170° backen (Zahnstocherprobe nach etwa 40 Minuten). Die Jujuben können durch andere Trockenfrüchte ersetzt werden.

Mandel-Pistazienkuchen

180 g   Mandeln
70 g   Pistazien (nicht gesalzen)
100 g   Vollrohrzucker
5   Eier
1 Prise Salz
40 g   Brotbrösel
½   Zitrone, der Saft und die Schale
etwas   Nelkenpulver oder ½ gemahlene Gewürznelke

Mandeln und Pistazien fein reiben. Die Eier trennen, die Dotter zusammen mit 4 EL warmem Wasser und 2/3 von dem Zucker 5 Minuten lang schaumig rühren. Die Eiklar mit dem Salz und dem restlichen Zucker steif schlagen. Alle Zutaten außer dem Eischnee zur Dottermasse geben und verrühren, dann vorsichtig den Eischnee unterheben. In eine gebutterte und bemehlte oder mit Backpapier ausgelegte runde Tortenform füllen und im Rohr nicht zu heiß (bei circa 160°C) langsam backen. Nach etwa 40 Minuten die Zahnstocherprobe machen.

Kuchen mit Kastanienmehl

500 g	Kastanienmehl
3 EL	Mehl
2 EL	Kakao, ungezuckert
300 g	Vollrohrzucker
3	Eier
500 ml	Milch
15 g	Backpulver
15 g	Backsoda
½	Bio-Ztrone, die Schale

Eier und Zucker schaumig rühren, nach und nach die gesiebten Mehle und die Milch unterrühren. In eine gebutterte und bemehlte runde Springform geben und bei 160 Grad Heißluft circa 40 Minuten backen. Schmeckt sehr gut mit etwas Sahne oder Obst, ohne ist der Kuchen etwas trocken.

Griesflammerie mit Mandeln

	4+ Portionen
500 ml	Mandelmilch, ungesüßt
100 g	Dinkelgries
50 g	Mandeln, geschält und gerieben oder fein gehackt
2-3 EL	Vollrohrzucker
1	Ei (sehr frisch!)
1 Prise	Salz

Die Mandelmilch erhitzen und den Gries einrieseln lassen, während man mit dem Schneebesen rührt. 5 Minuten kochen lassen, dann Zucker, Salz und die Mandeln dazu geben. Das Ei trennen, das Dotter in die leicht ausgekühlte Griesmasse geben, das Eiklar zu Schnee schlagen und vorsichtig unter die Masse heben. In Formen füllen und für zwei Stunden im Kühlschrank fest werden lassen. Mit warmem Kompott servieren.

Hirsepudding

	4 Portionen
80 g	Hirse
50 g	Haselnüsse, geschält und geröstet
1+2 Fl	Honig
2 Prisen	Salz
300 ml	Reismilch
1-2	Lorbeerblätter
	Zimt

Die Haselnüsse fein mahlen, zusammen mit allen anderen Zutaten und nur einem EL von dem Honig in einem kleinen Topf aufkochen und 30 Minuten lang auf kleiner Flamme kochen lassen, bis die Hirse vollkommen weich ist. Die Lorbeerblätter entfernen. Puddingformen mit kaltem Wasser ausspülen und die fertige Masse einfüllen. Den erkalteten Pudding auf einen Teller stürzen, mit reichlich Zimt bestäuben und mit dem restlichen Honig beträufeln.

Die Reismilch kann auch durch ein Kuhmilch-Wasser-Gemisch (jeweils 300 ml) ersetzt werden. Allerdings ist Kuhmilch bei einem Qi-Mangel immer ein eher problematisches Nahrungsmittel und ich würde deshalb wenigstens auf laktosefreie Milch zurückgreifen.

Schokomousse mit Seidentofu

	4 Portionen
200 g	Seidentofu
100 g	Bitterschokolade

1 EL	Vollrohrzucker
	Sechuan-Pfeffer oder rosa Pfeffer
2 EL	Orangensaft
1 Prise	Salz

Die Schokolade über dem Wasserbad schmelzen lassen, den Zucker zugeben und rühren, bis er sich löst. Alle anderen Zutaten dazu geben und gut mit einem Pürierstab gut verrühren. Nach Geschmack mit Pfeffer, Orange (Saft oder Schale) und Zucker abschmecken. In Schälchen oder in eine größere Schale füllen und im Kühlschrank fest werden lassen.

Literatur

Bensky, Dan; Clavey, Steven: Chinese herbal medicine. Materia Medica, Eastland Pr., Seattle, 1986

Chen, Jiaxu: Chinese medicine study guide. Diagnostics, People's Medical Pub. House, Beijing, 2007

Engelhardt, Ute; Hempen, Carl-Hermann: Chinesische Diätetik, Urban & Schwarzenberg, München, 1997

Flaws, Bob: The tao of healthy eating. Dietary wisdom according to traditional Chinese medicine, Blue Poppy Press, Boulder, CO, 1998

Kalg, Andreas: Chinesische Arzneipflanzen. Wesensmerkmale und klinische Anwendung, Urban & Fischer, München, 2009

Liu, Yanze; et al: Dietary Chinese Herbs, Springer-Verlag, Wien, 2015

Maciocia, Giovanni: The foundations of Chinese medicine. A comprehensive text for acupuncturists and herbalists, Churchill Livingstone, Edinburgh, New York, 1989

Muccioli, Massimo: Le basi della medicina cinese. Fondamenti filosofoco, fisiologia, eziologia, Pendragon, Bologna, 2013

Ni, Maoshing: The Yellow Emperor's Classic of Medicine. A New Translation of the Neijing Suwen with Commentary, Shambala Publications, 1995

Pitchford, Paul: Healing with whole foods. Asian traditions and modern nutrition, North Atlantic Books, Berkeley, Calif. 2002

Sotte, Lucio; et al: Dietetica cinese, CEA, Rozzano, 2011

Suwanda, Sandi; Tian, Li: Chinesische Arzneimitteltherapie, Hippokrates Verlag, Stuttgart, 2005

Tritto, Lena; Tonino, Valeria; Wallnoefer, Karin: Il Tao e l'arte dei fornelli, Pedragon Edizioni, Bologna, 2009

von Blarer Zalokar, Ulrike; et al: Praxisbuch Nahrungsmittel und Chinesische Medizin, Bacopa Verlag, Schiedlberg, 2009

Wallnöfer, Karin: Chinesische Medizin verstehen. Bod, 2018

Wang, Yuan; et al: Ancient wisdom, modern kitchen, Da Capo Press, 2010

Weidinger, Georg: Die Heilung der Mitte. Die Kraft der Traditionellen Chinesischen Medizin, Steyr Ennsthaler, 2013

Zhang, Enqin ed.: Chinese Medicated Diet, Publishing House of Shanghai University of Traditional Chinese Medicine, Shanghai, 1990

Zhou, Xuesheng; et al: Chinese medicine study guide. Fundamentals, People's Medical Publishing House, Beijing, 2007

Stichwortverzeichnis

Verzeichnis der Nahrungsmittelklassifizierungen

Verzeichnis der Rezepte